爱心帖

专家提示

* 保持良好的体位，防止关节和肌肉僵硬

* 多运动，使关节灵活，肌肉结实有力

* 防止外伤，注意肩颈部和腰腿部的保暖

* 饮食宜清淡，多吃维生素和纤维素，保持理想体重

《专家诊治颈肩腰腿痛》

挂号费丛书 升级版

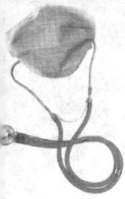

| 姓名 | 性别 | 年龄 | 就诊卡号 |

专家诊治
颈肩腰腿痛

| 科别 骨科 | 日期 | 费别 |

主 编 俞永林

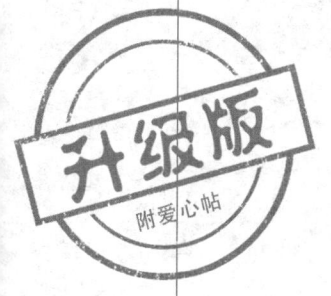

| 药价 | |

上海科学技术文献出版社

图书在版编目(CIP)数据

专家诊治颈肩腰腿痛 / 俞永林主编. —上海：上海科学技术文献出版社，2012.3
ISBN 978-7-5439-5058-0

Ⅰ.①专… Ⅱ.①俞… Ⅲ.①颈肩痛—诊疗②腰腿痛—诊疗 Ⅳ.① R681.5

中国版本图书馆 CIP 数据核字（2011）229549 号

责任编辑：张 军 何 蓉
美术编辑：徐 利

专家诊治颈肩腰腿痛
俞永林 主编
*
上海科学技术文献出版社出版发行
（上海市长乐路746号 邮政编码200040）
全 国 新 华 书 店 经 销
昆山市亭林彩印厂有限公司印刷
*
开本 850×1168 1/32 印张 6.875 字数 154 000
2019 年 12 月第 5 次印刷
ISBN 978-7-5439-5058-0
定 价：15.00 元
http://www.sstlp.com

挂号费丛书·升级版

总序

随着人们物质文化生活水平的提高，一旦生了病，就不再满足于"看病拿药"了。病人希望了解自己的病是怎么得的？怎么诊断？怎么治疗？怎么预防？当然这也和疾病谱的变化有关。过去，患了大叶性肺炎，打几针青霉素，病就好了。患了夜盲症，吃些鱼肝油丸，也就没事了。至于怎么诊断、治疗，怎么预防，人们并不十分关心。因为病好了，没事了，事过境迁，还管它干嘛呢？可是现代的病不同了，许多的病需要长期治疗，有的甚至需要终生治疗。许多病不只需要打针服药，还需饮食治疗、心理调适。这样，人们自然就需要了解这些疾病的相关知识了。

到哪里去了解？当然应该问医生。可是医生太忙，有时一个上午要看四五十位病人，每看一位病人也就那么五六分钟，哪有时间去和病人充分交谈。病人有困惑而不解，自然对医疗服务不满意，甚至对医嘱的顺从性就差，事实上便影响了疗效。

病人及其家属有了解疾病如何防治的需求，而门诊的医生爱莫能助。这个矛盾如何解决？于是提倡普及医学科学知识，报刊、杂志、广播、电视都常有些介绍，对一般群众增加些防病、治病的知识，当然甚好，但对于患了某病的病人或病人的家属而言，就显得不够了，因为他们有很多很多的问题要问。把与某一疾病相关的知识汇集成册，是一个

挂号费丛书·升级版

总序

好主意,病人或家属一册在手,犹如请来了一位家庭医生,随时可以请教。

上海科学技术文献出版社有鉴于此,新出一套"挂号费丛书"。每册之售价约为市级医院普通门诊之挂号费,故以名之。"挂号费丛书"尽选常见病、多发病,聘请相关专家编写该病的来龙去脉、诊断、治疗、护理、预防……凡病人或家属可能之疑问,悉数详尽解述。每册10余万字,包括数百条目,或以问诊方式,一问一答,十分明确;或分章节段落,一事一叙一目了然。而且作者皆是各科专家,病人或家属所需了解之事他们自然十分清楚,所以选题撰稿,必定切合需要。而出版社方面则亦在字体、版式上努力,使之更能适应各阶层、各年龄之读者需要。

所谓珠联璧合,从内容到形式,"挂号费丛书"确有独到之处。我相信病人或家属读了必能释疑解惑,健康的人读了也必有助于防病强身。故在丛书即将出版之时,缀数语于卷首,或谓之序,其实即是叙述我对此丛书之认识,供读者参考而已。不过相信诸位读后,必谓我之所言不谬。

复旦大学附属中山医院内科学教授
上海市科普作家协会理事长
杨秉辉

专家诊治 颈肩腰腿痛

序

随着我国经济飞速发展,人民生活水平有了很大提高,人们对提高生活质量的需求也越来越高。离开健康谈不上提高生活质量。所以,对每一个人来说,最重要的是健康。

然而,健康离不开普及医学卫生知识,让医学知识进入家庭,进入人们的头脑,使大家懂得防病养生的基本知识,就能促进人类长寿。任何一种疾病的产生与发展都有预兆,懂得了医学基础知识,无病防病,有病及早治疗。所有的疾病早治都比晚治好。在信息量爆炸的形势下,人们首先迫切需要了解的当是有关健康的常识。

骨科疾病面广量大,颈肩痛与腰腿痛占很大比例。其中跌打损伤、骨肿瘤、老年性骨质疏松、令人烦恼的骨刺、骨折和关节脱位等均可成为颈肩痛与腰腿痛的原因。其中以颈椎病、腰椎间盘突出症等最为常见。本书的特点是采用问答形式,将许多骨科常见病按照与颈肩痛和腰腿痛疾病相关的常识、基本的解剖知识及如何诊治和预防的顺序来编写。通俗易懂,易于查找,使知识性与实用性并存。

相信本书能成为保障家庭和个人健康的良师益友,堪称不见面的骨科咨询医师。

复旦大学附属华山医院

手外科终身教授

中国工程院院士

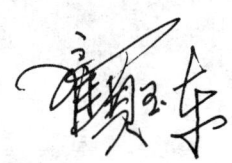

挂号费丛书·升级版总序

序

了解一些与颈肩痛相关疾病的常识

用什么方法可测试是否患了颈椎病 ……	002
骨刺是怎么形成的 ……………………	004
骨刺与疼痛有什么关系 ………………	005
颈椎退行性变有什么含义 ……………	006
不同体位的颈椎X线片各有什么诊断意义 ………………………………	008
CT和磁共振成像检查对颈椎病的诊断有什么意义 ……………………	009
肌电图对颈椎病的诊断有什么意义 ……	010
颈托对颈椎病的使用价值如何 ………	010
颈托有哪些种类 ………………………	011
怎样正确使用颈托 ……………………	012
落枕是怎么回事？经常落枕该怎么办 ……	013
颈椎生理曲度变直是怎么回事 ………	014
正常人的颈椎具有怎样的活动范围 ……	014
颈椎间盘突出时怎样推算受压的颈神经根 ……………………………	016
为什么中小学生也会得颈椎病 ………	017
颈椎病患者的枕头应如何设计 ………	017
颈椎病患者的床铺如何选择 …………	019
颈椎病患者应采取怎样的睡眠体位 ……	019

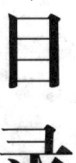

不良的体位与颈椎病有什么关系 ……… 020

颈肩痛常见病的诊治和预防

颈椎病分哪几种类型？它们有
　哪些表现 ……………………………… 024
颈椎病怎样治疗 ………………………… 027
颈椎病有哪些少见类型和少见的表现 …… 029
如何预防中小学生得颈椎病 …………… 036
为什么颈椎外伤是颈椎病的祸根 ……… 037
哪些措施可预防驾车引起的颈椎病 …… 039
为什么驾驶摩托车时戴的头盔太重
　易致颈椎病 …………………………… 042
怎样预防"头盔综合征" ……………… 043
什么是颈源性眩晕？怎样预防 ………… 044
戴胸罩不当也会造成颈椎病吗 ………… 045
怎样预防戴胸罩不当引起的颈椎病 …… 046
为什么吸烟与颈椎病有关 ……………… 047
为何咽喉炎与颈椎病相关 ……………… 048
为什么中药热敷能治疗颈椎病？
　具体如何实施 ………………………… 049
药浴法能治疗颈椎病吗？如何实施 …… 050
颈椎病患者的饮食应如何选择 ………… 051
颈椎病患者如何以药膳治疗 …………… 052
怎样在家里做颈椎牵引 ………………… 055
颈椎牵引时应注意些什么 ……………… 056
怎样做医疗体操预防颈椎病 …………… 057
颈椎病如何理疗 ………………………… 059

颈椎结核怎样诊断	062
颈椎结核如何治疗	064
颈椎结核有哪些预防措施	067
颈椎椎管狭窄症的病因是什么	068
颈椎管狭窄症患者有哪些临床表现？怎样治疗	069
颈椎恶性肿瘤是否很常见	070
颈椎肿瘤有哪些表现	071
颈椎骨肿瘤如何诊断	071
颈椎骨肿瘤和肿瘤样病变如何治疗	073
颈椎椎体骨巨细胞瘤是良性还是恶性？如何诊断	073
颈椎椎体骨巨细胞瘤如何治疗	075
哪些癌可转移到颈椎？转移途径如何	075
颈椎转移性肿瘤有哪些临床表现	076
颈椎转移性肿瘤如何治疗	077
颈椎骨折脱位如何治疗	077
颈椎骨折脱位引起的截瘫能治好吗	079
对截瘫患者怎样做家庭护理	081
锁骨骨折如何诊断和治疗	083
何谓臂丛神经血管卡压综合征	084
肩关节周围炎与"冻肩"如何鉴别	086
如何预防和治疗肩关节周围炎	088
肩关节结核如何诊断及防治	088
哪些骨肿瘤可引起肩部疼痛	089
肩关节有弹响怎么办	090
冈上肌腱断裂后有什么表现？该怎么办	090

急性化脓性肩关节炎如何诊断 …… *091*
急性化脓性肩关节炎如何治疗 …… *092*
肱骨外科颈骨折分哪几种类型？
　治疗有什么区别 …… *093*
怎样减少肱骨外科颈骨折后肩部疼痛
　的后遗症 …… *095*
怎样进行肩关节功能锻炼 …… *096*
患者自己怎么知道有无肩关节脱位 …… *098*
肩关节脱位常复发的原因是什么 …… *099*

了解一些与腰腿痛疾病相关的常识

"局封"治疗会引起骨质疏松吗 …… *101*
"局封"治疗要注意哪些事项 …… *102*
腰椎椎弓峡部不连及脊柱滑脱
　是怎么回事 …… *103*
腰腿痛患者常做的血液检查各
　有什么意义 …… *104*
骨质增生会引起腰痛吗 …… *106*
为什么腰腿痛患者不能轻易
　整体按摩 …… *107*
什么样的姿势能预防腰腿痛 …… *108*
怎样预防看电视引起的腰痛 …… *109*
卧床休息为什么能缓解腰椎间盘突出症
　患者的腰腿痛 …… *110*
引起腰腿痛的恶性骨肿瘤怎样分类 …… *110*
引起臀腿部疼痛的骨肿瘤或肿瘤样病变
　有哪些 …… *111*

何谓髋关节骨关节炎 ………………… 112
什么是人工髋关节置换 ……………… 113

腰腿痛常见病的诊治和预防

哪些病会引起腰背痛或腰腿痛 ……… 116
患者怎样自我估计腰背痛的原因 …… 117
如何诊治急性腰扭伤 ………………… 119
慢性腰肌劳损的疼痛有什么特点 …… 120
为什么慢性腰肌劳损的发病率很高 … 121
如何治疗慢性腰肌劳损引起的腰痛 … 123
怎样预防慢性腰肌劳损引起的腰痛 … 125
伏案工作者为何会背痛？怎样防治 … 126
老年性骨质疏松可以引起腰痛吗 …… 128
老年性骨质疏松引起的骨折
　有哪些特点 ………………………… 129
如何预防老年性骨质疏松
　引起的腰痛 ………………………… 130
老年性骨质疏松引起的腰痛
　怎样治疗 …………………………… 132
防治老年性骨质疏松引起的腰痛
　应该如何合理配餐 ………………… 134
腰椎间盘突出症有哪些表现 ………… 136
治疗腰椎间盘突出症有哪些方法 …… 138
怎样发现腰椎椎弓峡部不连及脊柱滑脱？
　如何治疗 …………………………… 140
腰椎管先天性狭窄，为什么到现在
　才发病 ……………………………… 142

腰椎管狭窄症引起的腰腿痛
　有什么特点 …………………… 144
腰椎管狭窄症一定要手术吗 …… 145
脊椎化脓性骨髓炎为什么
　会引起截瘫 …………………… 147
脊椎化脓性骨髓炎应如何治疗 … 148
脊柱畸形可用体疗矫正吗 ……… 150
腰椎结核怎样诊治和预防 ……… 153
强直性脊柱炎是怎么回事 ……… 154
有无特效疗法阻止强直性脊柱炎的
　发生和发展 …………………… 157
在急救现场怎样判断伤者有无
　脊柱骨折 ……………………… 158
怎样搬运脊柱骨折伤者 ………… 159
脊柱骨折如何治疗 ……………… 160
姿势不良引起的腰痛如何进行
　体育锻炼 ……………………… 163
腰痛患者如何进行康复训练 …… 163
什么叫梨状肌综合征 …………… 167
什么叫坐骨神经痛？有什么特点 … 170
坐骨神经痛如何治疗 …………… 171
类风湿髋关节炎的表现有哪些？
　髋关节都会强直吗 …………… 172
类风湿髋关节炎如何治疗 ……… 175
什么叫弹响髋 …………………… 179
小孩患股骨头骨骺缺血性坏死
　该怎么办 ……………………… 180
髋关节结核治疗后能不"跷脚"吗 …… 183

髋关节结核如何诊断 ……………… *185*
髋关节结核如何治疗 ……………… *186*
髋关节骨关节炎有哪些临床表现 …… *187*
如何治疗髋关节骨关节炎 …………… *188*
如何诊断和治疗先天性髋脱位 ……… *189*
为什么急性化脓性髋关节炎
　早期不易发现 …………………… *190*
急性化脓性髋关节炎如何治疗 ……… *192*
为什么髋关节单纯性滑膜炎
　无特殊治疗 ……………………… *194*
各种髋关节脱位有何不同 …………… *196*
股骨颈骨折如何家庭护理 …………… *197*
如何防止股骨颈骨折后股骨头
　无菌性坏死 ……………………… *198*
什么样的患者适合做人工
　髋关节置换 ……………………… *201*
人工髋关节置换术有哪些并发症 …… *201*

挂号费丛书·升级版总书目

了解一些与**颈肩痛**相关疾病的**常识**

姓名 Name　　　　　　　性别 Sex　　　年龄 Age
住址 Address
电话 Tel
住院号 Hospitalization Number
X 光号 X-ray Number
CT 或 MRI 号 CT or MRI Number
药物过敏史 History of Drug Allergy

用什么方法可测试是否患了颈椎病

由于颈椎病症状繁多,容易与其他疾病混淆。下面介绍几种颈椎病测试的简便方法,供读者参考。当然,诊断颈椎病没那么容易。如果怀疑自己患颈椎病,请尽早就医。

测试方法一:

以下是患某种类型颈椎病的可能性很大的各种情况。

(1) 若你有后颈部疼痛,医师或家人用双手夹住你的双侧面颊部并向上牵引头颈部时,可使疼痛减轻;反之,若在头顶轻轻向下加压可使疼痛加重,患颈型颈椎病的可能性很大。尤其是长期伏案工作者,患颈型颈椎病的可能性则更大。

(2) 若你有颈部疼痛的同时,伴有上肢(包括上臂、前臂或手部)放射性疼痛,可伴有麻木,或者无疼痛仅有麻木,则大多为神经根型颈椎病。

(3) 若你闭眼时,向左右旋转头颈(旋转速度不能太快,动作不能太剧烈),可引发偏头痛或眩晕,而且排除了可引起眩晕的其他疾病,则大多为椎动脉型颈椎病。

(4) 若你有颈部疼痛,同时伴有上肢或(和)下肢肌力减弱、肢体疼痛者,并且未找到肌力减弱的其他原因,则大多为脊髓型颈椎病,或者合并有颈椎椎管狭窄症。

(5) 当你低头时,突然引发全身麻木或有"过电"样感觉者,则大多为脊髓型颈椎病,并可能伴有严重颈椎椎管狭窄症。

(6) 当你有吞咽困难,少数情况下伴有咽喉疼痛甚至声音嘶哑等,又无其他原因可找,在X线片上可见颈椎椎体前缘有巨大骨刺,很可能是骨刺压迫食管引起的食管压迫型颈椎病。

测试方法二:

以下病情提示可能患某种类型颈椎病。具有以下症状或病情的仅仅可能患了颈椎病,明确诊断,还需要进一步检查。

(1) 可能患颈型颈椎病的提示性症状:单纯性颈部不适,颈部置于任何位置都有一种不舒服感觉。

(2) 可能为神经根型颈椎病的提示性症状:① 不明原因的上肢麻木,尤其是指尖麻木明显者;② 手指有放射性疼痛者。

(3) 可能为脊髓型颈椎病的提示性症状:① 身上有束带感,即好像身上被布带缠绕一样;② 走路时突然跪下,或是行走时腿部有"打软"的感觉;③ 手中持物突然落下。

(4) 可能为椎动脉型颈椎病的提示性症状:有"心脏病"的症状,但心电图正常;或者内科检查不出异常情况,但症状似慢性胃炎。

(5) 可能为食管压迫型颈椎病的提示性症状:伴有颈痛的吞咽困难。

测试方法三:

这是一种用计分来评定颈椎病的方法。如果你的实际情况与以下 13 条中任何一条不相符合,则可得 5 分,否则得 0 分。将得分累加,如果得 60~70 分,非常健康;得 50~60 分,健康;得 40~50 分,基本健康;得 30~40 分,健康;得 30 分以下,你就有可能患有较严重的颈椎病。

(1) 不管是为工作或娱乐活动,每天低头的时间超过 3 小时;

(2) 工作性质要求你长时间固定于一种姿势;

(3) 烟瘾很重;

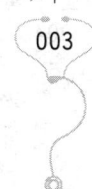

(4) 经常喝酒,而且达到酗酒的程度;

(5) 睡觉时喜欢用高枕头;

(6) 因工作的性质关系,使得你总是呈高度紧张状态;

(7) 在体力上透支,到下班时总是有疲劳感;

(8) 性生活频繁;

(9) 由于各种原因脊椎曾受过伤,尤其是颈椎曾受过伤;

(10) 经常熬夜工作,生活极不规律;

(11) 经常"落枕",偶尔感到颈项部有僵硬感;

(12) 经常在空气污浊的环境里工作或生活,甚至工作和生活的环境空气均不好;

(13) 经常扛重物,需要进行重体力劳动。

骨刺是怎么形成的

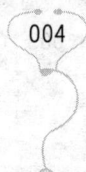

世界上的万物都会有老化现象,只不过周期长短不一样罢了。人,也不例外,也会逐渐老化。骨刺,医学上叫做骨质增生,是骨质老化后的一种退变现象(也叫做退行性变)。一旦发生了骨质增生,一般不会自行消失。

那么骨刺形成的原因是什么呢?它又是怎么形成的呢?目前,骨刺形成的原因尚不十分明确,大致有原发性和继发性两种。

(1) 原发性因素:随着年龄的增长,关节发生老化,骨(包括软骨)的化学成分也发生变化,软骨的滑动性和承受压力的能力下降,软骨面开始出现软化或破裂,软骨逐渐变薄和部分脱落,软骨面边缘出现增生,慢慢地形成骨化,造成骨质增生即骨刺产生。有人把骨刺还叫做骨赘。骨刺好发于承重关节及活动得多的关节,过度负重或过度地使用某些关节可促进退行性变化和骨刺的形成,如经常使用手风镐、扛重物、弯腰工作,以及各种畸形或姿势不良都可使关节退行性变和形成骨刺,以致形成骨性关节炎,又叫增生性关节炎、退行性关节炎或肥大性关节炎。由于常在中年以后发生,更多见于老年人,因而还称作老年性关节炎。

(2)继发性因素:软骨的老化和骨刺形成是正常的生理性演变,但不少疾病都能造成软骨的损害,促进退行性变和骨刺的形成,或加速已存在的退行性变和骨刺的发展。常见的继发性因素有:先天性关节畸形,关节内骨折等创伤,某些职业性劳损、骨骺滑脱,新陈代谢障碍,内分泌疾患,长期不恰当地使用皮质激素类药物等。这些因素均可引起或加速关节的退行性变和骨刺形成,其中损伤为重要的因素。

颈椎在长期过度屈伸、磨损及外界因素的冲击下,其椎间盘、椎骨及各关节面关节突等都在逐渐退化。由于椎间盘变扁,使整个颈椎在整体上变短,因而原来起固定作用的各韧带相对变长,关节囊变松弛,可导致颈椎不稳定,活动度增大。构成关节的各部分骨质为了自身的保护,同时也为了抵抗这种不稳定性,即在其边缘部位逐渐长出新的骨质。这种骨质一般生长在受刺激最明显的部位,其形态、大小也因部位不同、受刺激的程度不同而异,临床上称之为骨刺。如果骨刺生长的部位及大小对周围的神经及血管不构成刺激或压迫,就不会产生一系列的颈椎病症状。

骨刺与疼痛有什么关系

只要一提到骨刺,人们一定会想,骨刺"刺"在"肉"里,哪有不痛的道理。若X线片发现有骨刺存在,就会很自然地把疼痛的原因归罪于骨刺。

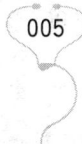

其实，我们见到许多长骨刺的人，他（她）们并不一定出现疼痛症状，只有少部分人有疼痛等症状。有的人骨刺多又大，却无疼痛或不适感；有的人骨刺不多，却痛苦不堪。也有一些长骨刺而有疼痛症状的人，经过治疗以后疼痛确实消失，但再去拍X线片的话，骨刺却依然存在。这说明，骨刺与疼痛是有一定的关系，但骨刺的大小与疼痛的轻重也无绝对的联系。简单说来，骨刺是否会引起疼痛，取决于骨刺与其软组织的关系。骨刺虽小，如果它压迫周围的神经根、脊髓、肌肉血管，就会引起连带病变甚至严重病变，产生疼痛等症状。颈、腰椎骨质增生（骨刺）虽然不是病，但引起继发性损害较大。如压迫脊髓或神经根，引起颈肩痛、腰腿痛和上下肢麻木，甚至截瘫或四肢瘫痪。压迫内脏神经，造成功能失调和疼痛等症状，引发多种病变，对人体危害较大。

骨赘亦即我们通常所说的骨刺，骨刺越大并不意味着病情越严重。临床上常见到X线片显示骨刺很长，但患者自觉症状很轻，而一些症状明显的患者，X线片中却见骨刺很小或根本没有骨刺。这一现象说明：颈椎病的症状并不仅仅因骨刺形成而引起，还与骨刺所在的位置，是否直接刺激神经、血管等有关。当然还受其他因素的影响。

一般重症颈椎病，X线表现为椎间隙明显狭窄，椎间孔明显缩小，甚至完全梗阻。骨刺可呈啄状或有骨桥形成，或伴有椎体面硬化。前后纵韧带、项韧带钙化。

颈椎退行性变有什么含义

位于头、胸与上肢之间的颈椎在脊椎骨中体积最小，但最灵活、活动频率最高，在日常生活、工作及运动中，承受着各种负荷、劳损,常逐渐出现退行性变,尤其是颈椎椎间盘,不仅退变过程开始得较早,而且是诱发或促进颈椎其他部位组织退行性变的重要因素。一般来讲,颈椎的老化与退变20岁左右就开始了(也许你不信,但事实的确如此),它的演变顺序如下。

(1) 椎间盘变性:由髓核、纤维环和椎体软骨板结合而成的椎间盘,能使上、下两节椎体紧密连接在一起,维持颈椎正常的形态及生理功能。椎间盘变性,势必破坏颈椎骨性结构的内在平衡,成为颈椎病发生与发展的首要因素。

椎间盘退变从脱水开始,以后引起椎节不稳。随着椎节不稳的程度加剧,椎间盘中央的髓核向后方移位,并穿过变性的纤维环,抵达后纵韧带边缘。

(2) 韧带-椎间盘间隙的出现与血肿形成:在椎间盘变性脱水的基础上,髓核突至韧带下方,引起韧带连同骨膜与椎骨分离。椎体间关节进一步的松动和异常活动,更加剧了韧带-椎间盘间隙的形成。

形成间隙的同时多伴有局部微血管的撕裂,逐渐形成血肿。血肿既可直接刺激神经末梢,引起各种症状,又增加了韧带下面的压力。

(3) 骨刺形成:韧带下间隙血肿形成后,血肿内的肉芽组织增多、逐渐机化,血液中的钙盐也可沉积到此处,最后形成突向椎管或突向椎体前缘的骨刺(医学上称之骨赘)。骨刺可因局部反复外伤、周围韧带牵拉和其他因素而不断增大、质地变硬。反复刺激后,骨刺十分坚硬,尤其是多次外伤的患者,骨刺可硬如象牙,给治疗带来了困难。

骨刺可见于任何椎节,但以颈椎5～6、颈椎6～7和颈椎4～5之间最为多见。单从一个椎节来看,椎体上方两边的钩突处最早发生,其次是椎体后缘,这两个部位都紧邻脊

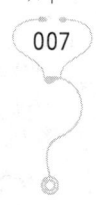

神经根和脊髓,因此也最容易引起症状。

不同体位的颈椎X线片各有什么诊断意义

拍颈椎片时医师常让患者摆出各种不同的姿势,这主要是为了使要观察的部位显示得更清晰,以便确定颈椎病变究竟发生在什么部位。不同体位平片有不同的诊断价值。

(1)颈椎侧位片:为首选位,可观察颈椎曲度,前后椎体缘骨赘、椎间隙、椎体脱位、椎体融合、棘突畸形、椎管前后径大小,并可观察小关节错位及钩椎关节骨赘,但往往需结合斜位片。

(2)颈椎正位片:可观察棘突有无偏歪、寰枢关节脱位、齿状突有否骨折或缺失(必要时拍张口位)、钩椎关节有否骨赘、椎间隙有否狭窄及有无颈肋、横突肥大、隐裂等。

(3)左右斜位片:主要观察椎间孔是否缩小及其缩小的原因。

(4)功能位片:如有必要需拍颈椎过屈、过伸、左右斜位片等,以动态观察不同位置骨赘及有否颈椎各部畸形。

(5)自然位拍片:即患者平时喜欢保持的颈姿。这种体位可准确显示颈椎的现有状态,如曲度、椎间隙大小及有无错位等,并可避免颈椎外伤后因摆各种体位而引起的继发性损伤。

在临床实践中,多数人仅据正、侧位片即可诊断,必要时才加拍其他体位片。

CT和磁共振成像检查对颈椎病的诊断有什么意义

CT、磁共振成像(MRI)检查价格昂贵，大多数人对其检查意义不太了解，因而认为拍张X线片就可以了，没有必要如此花费。当然，对大部分颈椎病患者来说，拍X线片即可确诊，但这并不意味着CT、MRI是多此一举。事实上，不同的检查手段均有其不同的优势。

X线平片对骨骼的显示较清晰，但对软组织如颈椎间盘、脊髓、韧带等的异常辨别力较低，CT和MRI正可解决这一难题。当临床怀疑颈椎病而X线平片无异常发现时，或显示改变显著、症状严重，需要确定是否手术治疗及确定手术方案时，就要做CT或MRI检查。CT检查不仅能直接显示颈椎骨质改变情况及突出的椎间盘，而且能准确显示椎管各径线的大小、脊髓蛛网膜下隙受压程度，以及韧带钙化情况。

CT与MRI可从不同角度观察颈椎及其内容物的情况。MRI对组织的微小变化的分辨力、清晰度均高，不仅可清楚地观察到椎间盘变性突出，以及后纵韧带、黄韧带的增厚，皱褶对脊髓和神经根的压迫，而且可以看到椎动脉受压的情况。这样就可比较完全合理地解释颈椎病患者的临床表现，为进一步治疗提供更加确切、细致的形态学依据。然而它对骨质的改变，如增生、骨化、钙化等，不如X线平片和CT清晰，在实际工作中，一般都按先易后难、先简单后复杂的原则，合理运用各种检查技术及手段，对制订治疗方案可达到事半功倍的效果。

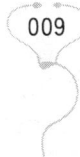

肌电图对颈椎病的诊断有什么意义

肌肉是受神经支配的,当神经的兴奋冲动传到肌肉时,肌肉也就兴奋起来,结果引起肌肉收缩。肌电图检查是利用仪器把人体的肌肉细胞发放的生物电流记录下来,以了解神经、肌肉的功能是否正常或是异常发生的部位。

肌电图检查,可以观察肌肉在安静时、主动放电时的电活动,有时也可测定神经传导的速度,通过这些检查可以发现和了解肌肉、神经-肌肉接头、周围神经和脊髓前角细胞的功能状态,从而区别病变在脊髓、神经根、周围神经或肌肉,对颈椎病的诊断和鉴别诊断有非常重要的意义。

颈托对颈椎病的使用价值如何

颈部围领俗称颈托。过去有人认为颈托的使用价值不大,但近年来根据大量观察发现,无论在颈椎病的急性期还是慢性康复期,根据个人的具体病情佩戴颈托,对颈椎病的治疗和康复都是非常有利的。

颈托可根据治疗要求,使患者的头颈部保持轻度屈曲位,而这种体位能使颈椎后部关节分离,并使椎间孔开大。当颈椎完全屈曲时,椎管延长,硬膜内神经根被拉长而处于紧张状态,被拉长的神经根可能在骨刺或轻度突出的椎间盘表面受到牵张,变得更为紧张,引起神经根痛。且屈曲时被拉紧的肌肉和韧带,亦可发生反射性收缩而引起疼痛。颈部过伸（背屈）时，下段颈髓和神经根变得松弛，椎间孔闭合变小，神经根在椎间孔内被挤压，也可以引起疼痛。颈托的使用限制了颈椎的过度屈、伸和旋转活动，减少了颈部肌肉收缩，给肌肉以良性刺激，使疼痛冲动减少，局部症状和根性疼痛减轻；同时它又不完全固定颈椎，可使肌肉在颈托的范围内进行等长收缩，避免了颈部肌肉的废用性萎缩，颈托的作用还在于触碰的动觉提醒患者注意颈部姿势，并非机械性限制或支持，旅行时应用可预防"挥鞭"损伤。

颈托有哪些种类

目前使用的颈托主要有3种：

（1）软颈托：是由毛毡或类似的材料制成。颈托前部较矮，毡垫的大小适合于下颌外形，"支持"颏部，使头—颏—颈处于轻度屈曲位，后部较高，达枕部，触碰时可作为提醒物，防止头部后仰，避免颈部过伸。

（2）充气式颈托：一种是由软塑料制成，用时充气戴于颈部；另一种是由橡胶制成，犹如弹簧，用时先戴在颈部，再充气。充气量多少可根据每个人的颈部尺寸、用途及病情而定。这种颈托较为实用，因为任何两个人的颈部尺寸和轮廓都不相同，除非根据每个人的情况制作特定的颈托，否则就不能将颈部固定在理想的姿势上而起到预期的作用，这种颈托则弥补了这个缺陷。

（3）硬颈托：是由硬塑料制成，有的附有金属支持器或调节器，它的固定和限制作用较大，多用于颈部急性严重损伤，如颈椎骨折、脱位的固定。

怎样正确使用颈托

使用颈托的指征和时机以及持续的时间应根据具体病情而定。

（1）伤后即刻颈托制动：为早期使用。伤后卧床治疗，不必早期使用颈托，但如起床活动，则必须应用。颈托制动一般至少1周，接近第1周末可间断使用，即短时间摘掉颈托，教患者"收下巴"，做轻柔的旋转活动，但应避免屈与伸，去除颈托要循序渐进。伤后2周，只在开车或坐车、剧烈活动、疲劳或强迫动作较难保持颈部姿势时佩戴。颈托既能保护颈部免受不合适的活动和姿势的影响，也使颈部温暖、舒适、肌肉松弛。但不论何种原因，在患者身体不适，或因某种心理作用患者不愿戴颈托时，都不宜强迫使用，否则达不到预期效果。

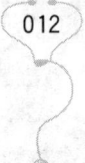

颈部急性损伤后佩戴颈托一般不超过2周，否则会导致：① 肌肉废用性萎缩；② 由于水肿机化出现纤维性挛缩；③ 持续收缩的肌肉短缩；④ 关节囊组织增厚；⑤ 患者对颈托产生依赖性，并使外伤性神经官能症加重。

（2）颈椎病患者佩戴颈托主要是起预防作用及支撑、牵引作用。用于牵引时，每天可戴数次，每次持续20～30分钟。用于预防主要是在剧烈活动及乘车时佩戴，一方面是为了乘车休息时，颈椎保持正确的姿势，并预防急刹车时的"挥鞭"损伤；另一方面是预防剧烈活动时不慎加重脊髓、神经根及椎动脉受压症状。

落枕是怎么回事？经常落枕该怎么办

老刘晨起突然感到颈部酸胀疼痛，颈项僵硬，头歪向左侧，颈部活动明显受限，动则剧痛，并出现左颈肩部和左上肢的放射痛。她去上班，同事开玩笑说她的头指着六点零五分。由于疼痛难忍，就去医院推拿，3天后才去上班。在就诊中她请教医师，懂得了落枕是怎么回事，并讲给同事听，成了义务医疗卫生常识宣传员。

落枕是由于睡眠姿势不好致局部肌肉血管痉挛缺血，或因醒后肌肉突然收缩引起肌纤维与肌膜平衡失调。也可因颈部突然的扭转、长时间颈部过度屈曲位工作或受风寒侵袭等引起。本质上属于急性颈部软组织损伤。颈部是人体活动最多的部位之一，所以落枕的机会较多，有人认为，落枕亦不能排除颈椎小关节轻度错位的可能性。经常落枕提示颈椎病早期的开始。典型的落枕后表现就像老刘那样。患侧的颈部、肩部及胸背部有明显压痛点。轻者4~5天自愈，重者疼痛严重，并向头部、背部及上肢放射，可延至数周后才愈。

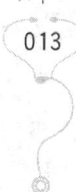

落枕的治疗方法很多，且大多数有效。常用的方法有封闭压痛点（注射可的松）、理疗、针灸和推拿等，其中以推拿疗法用得较多，但推拿前应拍颈椎正侧位X线片，除外颈椎半脱位，以免因推拿致高位截瘫。疼痛剧烈时可用辣椒碱软膏，或用各种消炎止痛的膏药外贴。药物治疗方面，可用布洛芬（芬必得）、洛索洛芬（乐松）、塞来考昔（西乐葆）等非甾体消炎镇痛剂,适用于疼痛较严重者。

对反复发作落枕的患者,可看作早期颈椎病的开始。从颈椎病的发病率来看,坐位脑力劳动者发病较多。而颈椎病在颈椎的老年性退行性变化基础上发生,经常活动可以延缓退行性变化。经常落枕者做颈椎病医疗体操对颈椎病有预防作用。另外,为了防止落枕,应调整枕头使高低合适,注意睡觉时颈部位置和姿势,避免长时间颈部过度屈曲位工作,防止颈部突然扭转,并对颈部多加保暖,免受风寒侵袭。

颈椎生理曲度变直是怎么回事

正常脊柱各段因人体生理需要,均有一定的弯曲弧度,称为生理曲度。在颈椎的正常侧位X线片上颈椎呈轻度前凸。颈脊柱在胚胎时期是呈后凸的,在幼儿起坐后逐渐变为前凸,这种变化称为继发曲度。继发曲度的形成一般是由于负重后椎体及椎间盘前厚后薄所致。颈椎的生理曲度主要是第4颈椎、第5颈椎椎间盘前厚后薄造成颈椎中段有一向前凸出的弧度,这在侧位X线片上甚为明显。

颈椎生理曲度的存在能增加颈椎的弹性,减轻和缓冲重力的震荡,防止对脊髓和大脑的损伤。由于长期坐姿、睡姿不良和椎间盘髓核脱水退变,颈椎的前凸可逐渐消失,甚至可变直或呈反张弯曲,即向后凸,成为颈椎病X线片上较为重要的诊断依据之一。

正常人的颈椎具有怎样的活动范围

(1)前屈、后伸活动:关节活动范围称为关节活动度,有些活动可以用量角器进行测定。例如，测量颈椎的前屈、后伸（俗称低头、仰头）活动范围时，使颈部自然伸直，下颌内收。一般情况下，颈椎的前屈、后伸分别为35°～45°[图1(1)]。此活动范围是上下椎体的椎间关节前后滑动的结果。过度前屈受后纵韧带、黄韧带、项韧带和颈后肌群限制；过度后伸则受前纵韧带和颈部前方肌群的约束。颈椎的屈伸活动主要由第2颈椎至第7颈椎完成。

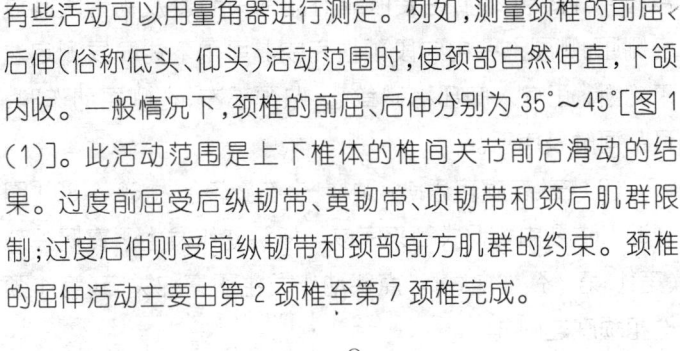

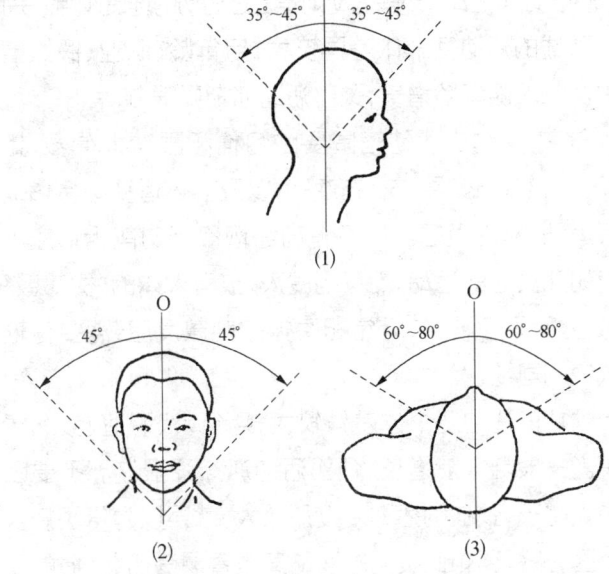

（1）颈椎前屈（俗称低头）和后伸（俗称仰头）；
（2）颈椎侧屈（向左、右侧弯）；
（3）颈椎向左、右旋转

图1 颈部活动范围示意图

颈椎前屈、后伸活动范围的是否正常，可用下述简易测定法来判断：正常人屈颈时下颌可抵前胸；后伸时鼻尖与前额的连线与体轴垂直。

（2）左、右侧屈活动：颈椎左、右侧屈（俗称左、右侧弯）

各为45°[图1(2)]，主要依靠对侧的关节囊及韧带限制过度侧屈，侧屈主要由中段颈椎完成。可用下述简易测定法来判断：正常人肩部稍微耸起，做颈部左、右侧屈动作时，耳朵可触及肩部。

（3）左、右旋转活动：颈椎左、右旋转各为60°～80°[图1(3)]，主要由寰枢关节来完成。摇头动作发生于寰枢关节（第1、第2颈椎之间）。点头动作发生于寰枕关节（第1颈椎和颅底之间）。

（4）环转活动：环转活动则是上述活动的连贯作用来完成。

颈椎的活动度个体差异较大，与年龄、职业、锻炼情况有关。一般随年龄增长，颈部活动亦渐受限制。

总之，颈椎的活动范围要比胸椎和腰椎大得多，如前屈、后伸，左、右侧屈，左、右旋转，以及上述运动综合形成的环转运动，非常灵活。任何解剖结构都与功能相适应。颈椎有如此灵活的活动，而且幅度大，故有人体的"货郎鼓"之称，是为了适应视觉、听觉和嗅觉的刺激反应，需要有较大而敏锐的可动性。

颈椎的活动度个体差异较大，与年龄、职业、锻炼情况有关。一般随年龄增长，颈部活动亦渐受限制。不要因为与他人比较，颈椎的活动度没那么大，就误以为得了病。另一方面，头颈部如此灵活的活动潜藏着易受伤、受损的可能性。因此，平时应加强对颈椎的保护，适当进行锻炼，这对预防颈椎病的发生将会起到重要的作用。

颈椎间盘突出时怎样推算受压的颈神经根

颈脊神经总共有8对，第1颈脊神经是在寰椎的后弓上方穿出,以下第2颈脊神经至第7颈脊神经都是在相应颈椎椎弓的上方穿出,第8颈脊神经是在第1胸椎的椎弓的上方穿出。在描述椎间盘时,多以相应颈椎的下方为标准,或标以两椎骨的数目。所以,当椎间盘病变时,受累的神经根的数字应比椎间盘的数字多一个,或取标有两椎骨数目的下位数字。如颈5、颈6椎间盘(第5颈椎下方的椎间盘)病变时,受累的神经根是颈6脊神经根,其余依次类推。

为什么中小学生也会得颈椎病

中、小学生长期埋头读书学习、做作业可造成颈肩部肌肉慢性劳损。如果课桌椅高低不合适,更容易使中、小学生产生一系列颈型颈椎病的症状,有人称为"伏案病"。常表现为颈肩部酸胀、疼痛和牵拉样的感觉,可伴有头痛等症状。中、小学生正是长身体时期,可塑性较强,因此青少年颈椎病尚不属于真正意义上的颈椎病,一般通过保守治疗,相对来说较易治愈。

家长们应注意,当孩子出现颈肩部酸痛时,尤其不要过分用力地进行颈肩部推拿和按摩,否则会造成医源性颈肩部软组织损伤,甚至造成颈部小关节错位(笔者曾遇到过这样的病例)。当然,如果不重视,长期发展下去可能导致颈椎生理曲度异常、消失,甚至形成反曲度。

颈椎病患者的枕头应如何设计

枕头的设计应顺应颈椎的生理解剖结构,否则只会损伤颈椎,对患有颈椎病的颈椎损伤尤甚。因此,枕头的外形和质地的设计对颈椎的预防及治疗很重要。但

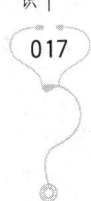

目前市场上出售的许多枕头（包括各种药枕），其外形设计与颈椎的生理弧度均不吻合。因此，设计一种颈椎治疗枕头势在必行。

（1）枕头的长度：一般来说长度有 40～60 cm 即可。它可确保在睡眠体位变化时，始终能支撑颈椎。

（2）枕头的高度：不包括弹性膨起的部分，在人仰卧时与其人的拳头等高，这一高度能使后脑部分与床面微微离开；在侧卧时，枕的高度应为一侧肩膀的宽度。这两种不同的高度可确保在仰卧及侧卧位颈椎的正常曲度。枕头过高、过低均不宜用，高度以 10～12 cm 为好。俯卧位是不好的休息体位。

（3）枕头的外形设计：一种呈圆柱形，另一种呈现哑铃形。圆柱形的枕头设计及制作都很简单。外观呈哑铃状的枕头，中间的圆面能与颈后部的外形相吻合，两边的突起可有效地防止头颈歪斜，有助于维持睡眠中头颈的位置。

两种形状的枕头使用时各有利弊。圆柱形枕能有效地发挥对颈椎的牵引作用，但对颈椎局部的压迫力很大，易引起局部不适；哑铃状枕头用时很舒适，但牵引的力量不足。所以枕头应根据不同病情选择使用。若在短时间内，需较大力量牵引时，可选择长圆柱形枕；若病情很轻微，需长时间轻微的牵引力时，可选择哑铃形枕头。

（4）枕芯：枕芯要求有一定的硬度和透气性。若能在枕芯内放置一定的药物或磁片，亦可发挥药物及磁疗的协同作用。国外目前有一种新材料枕头，是以一种胶状高分子材料内置，可随头颈位置的改变，自动发生形变，随时保持与颈部紧密结合的位置，值得推广。

颈椎病患者的床铺如何选择

不同地区、不同条件,床铺的选择差别较大,归纳起来,常用的床铺不外乎棕棚(南方多见)、铁床(基层单位常用)、木板床及火炕(寒冷地区多见)等,另有席梦思床垫、泡沫塑料床垫、充气垫和水床垫等。

从医学的观点来看,如果床铺较软,人体本身的重量容易使身体形成弓状,这显然对脊柱不利。因此,棕棚、铁床不宜选择,而过硬的木板床、火炕,较瘦的人常感不舒服。软性床垫加木板床是最佳选择。何种床垫为好呢?泡沫塑料等塑料产品通气性不佳,不宜选择,对于一般家庭来讲,符合人体力学的席梦思床垫最合适。病情严重、需要他人帮助翻身的患者亦可在医护人员指导下选用带有电动装置的水床或气垫床,但一般人似乎无此必要。

颈椎病患者应采取怎样的睡眠体位

正确的睡眠体位应该是类似人体站立的姿势(不过是躺下来),使脊柱的颈段、胸段和腰骶段都处于自然弯曲的状态。头颈保持自然仰伸位最为理想,腰背部平卧于木板床上,或以木板为底,再垫以席梦思床垫,两侧膝、髋关节略微屈曲,如此,可使全身肌肉、韧带及关节获得最大限度的放松与休息[图2(1)]。对不习惯仰卧者,也可以采取侧卧位,但头颈部及双下肢仍应保持此种姿势。俯卧位无论从生物力学,或从保持呼吸道通畅的角度来看,都是欠科学的,应该加以矫正[图2(2)]。

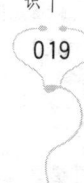

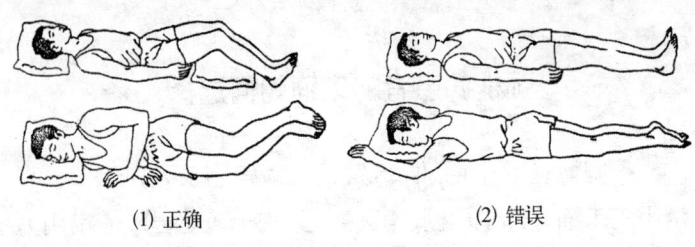

(1) 正确　　　　　　　(2) 错误

图2　颈椎病患者的睡眠体位

枕头不宜放在头顶部,以放置在枕颈部后方为好,这样可以维持头颈部的生理曲线,同时也使椎节内外处于平衡状态,尤其是已经出现颈椎病症状者更应注意。侧位睡眠时也是同样要求,枕头置于颞颈部。枕头高度应使头颈中轴线与胸段处于同一水平状态,不可过高,也不应太低,否则张力大的一侧颈部肌肉韧带易受牵拉引起劳损。试想一组肌肉如果整个晚上都处于牵拉状态,第二天起床后会好受吗?当然,更加麻烦的是肌肉深部的颈椎椎节也会跟着遭殃。

不良的体位与颈椎病有什么关系

这是一个容易被大家忽视的问题,不良的工作体位,不仅容易引起颈椎病,而且影响治疗效果。

什么样的工作体位容易诱发颈椎病?过去认为干体力活的人容易患颈椎病,其实不然,干体力活、重活及颈部动作多的工作,主要是因为容易受伤而引起颈椎骨折、脱位,这属于另一个话题。其实,真正容易引起颈椎病的反而是那些看起来轻松、但需要长时间低头的工作者。其原因前面已经谈过,在这种体位,即颈部长时间前屈,必然引起椎间隙内压升高和髓核后移,造成椎节后方出血、骨刺形成。所以,可以认为"白领阶层"更容易得颈椎病,因为伏案工作者,除了流水作业装配线及某些特殊工种(如缝纫工、检验工等)外,主要还是秘书、打字员、绘图员、编辑、作家及撰稿人等。

如何减少或避免不良工作体位呢?改换职业当然也是一种办法,但这不太可能。因此,还是应该采取一些积极、切实可行的办法。下面4种措施应该是有效的。

(1)在工作时,当头颈部在某个方向屈曲,持续30分钟以上时,应向反方向转动,并在短时间内重复数次。这样,既有利于颈椎保健,又可消除疲劳感。

(2)长时间近距离低头视物,既影响颈椎,又易引起视力疲劳,诱发屈光不正。因此,每当伏案过久后,应抬头远视半分钟左右,待眼睛疲劳消退后再继续工作,这时头颈部也可放松,切忌埋头"苦"干过久。长期低头工作,由于颈椎前屈,使椎间盘内的压力逐渐升高,一旦超过椎间盘本身代偿限度时,则必然产生髓核后移;重者可后突,穿过后纵韧带进入椎管。因此,在屈颈一段时间后应恢复自然体位一定时间,使内压恢复,如此可避免椎间隙内压持续升高。为满足这一需要,办公场所或办公桌,在条件允许情况下,最好放在临窗位置。

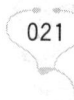

(3)如果桌面或工作台面过高,则使头颈部呈仰伸状;过低,则呈屈颈状。这两种位置均不利于颈椎的内外平衡,尤其是后者在日常工作中最为多见。因此,必须加以适当调整。原则上,以使头、颈、胸保持正常生理曲线为宜,尤其是有颈椎病症状者,切勿过屈或过伸。除了升高或降低桌面与椅子的高度外,某些需长期伏案工作者,亦可定制一种与桌面呈10°~30°倾斜的工作板,这比单纯升高坐椅或降低台面更有利于调整坐姿。

（4）工作时,不应长时间固定于某一种姿势(包括坐位)。一般情况下,至少每1小时能够离开工作坐位,活动10分钟。每人可根据自己的情况采取相应的活动方式,包括工间操、散步等。

另外,应注意纠正日常生活与家务劳动中的不良体位,以减轻颈部的疲劳程度,有利于颈椎病的防治。例如,喝水时避免头部过度后仰;坐位时应该背靠椅子背,不要身体和颈部前倾;穿鞋时采用坐位,欲穿鞋侧的小腿搁在另一侧大腿上,成"脚跷二郎腿"动作,不要单腿站立着穿,等等。不良的体位会使颈部劳损,自然也增加了颈椎病的发生率。

颈肩痛常见病的诊治和预防

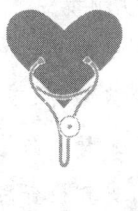

姓名 Name　　　　　　性别 Sex　　　年龄 Age
住址 Address
电话 Tel
住院号 Hospitalization Number
X 光号 X-ray Number
CT 或 MRI 号 CT or MRI Number
药物过敏史 History of Drug Allergy

颈椎病分哪几种类型？它们有哪些表现

老方有头痛、头晕多年，近来明显加剧，且有恶心，视物模糊。当头部向左转时症状特别明显，但转回正视前方的位置时，症状即可消失。她去就诊，拍颈椎X线片，正位片可见椎体钩椎关节有骨刺，斜位片显示骨赘向侧方隆突，椎间孔变小。医师经过询问病史和检查后告诉她，初步诊断为颈椎病，她走出就诊室，对医师的话半信半疑，心里在想，"既然是颈椎病，为什么颈椎部位反而不痛呢？怎么药也不配给我，单纯要我做颈椎牵引，能解决问题吗？"后来，她从另一位骨科医师那里懂得了不少有关颈椎病的知识。后来，她做了1个月的牵引以后，症状果然明显改善。

颈椎病的临床表现很复杂，常因病变部位、受压组织及压迫程度不同而有所差异。一般分5型：即颈型、神经根型、脊髓型、椎动脉型和交感神经型。颈型和神经根型最常见，其他三型较少。各型之间症状相互掺杂，无明显界限，呈混合状者又称混合型。此外，还有少见的类型，例如食管压迫型。

1. 颈型颈椎病

此型颈椎病也称局部型颈椎病，在各型颈椎病中最常见。患者有头、肩、颈、臂的疼痛，并有相应的压痛点。X线片上没有椎间隙狭窄等明显的退行性改变，但可以有颈椎生理曲度的改变,椎体间不稳定及轻度骨质增生等变化。此型颈椎病在临床上极为常见,是最早期的颈椎病。由于症状较轻,往往重视不够,以致反复发作使病情加重,不少反复落枕的患者即属于此种改变。从大量的临床观察证实,此型颈椎病实际上是颈椎病的最初阶段,也是治疗最为有利的时机。

追问此型颈椎病患者,大多数可有受到风寒侵袭;工作或生活在潮湿的环境;枕头不适或卧姿不当;颈部肌肉、筋膜、韧带劳损;头颈部长时间处于单一姿势、姿势不良或过度疲劳的病史。有时外伤也起重要作用。在以上因素的作用下,首先导致颈部肌肉的痉挛、劳累或肌力不平衡而出现颈椎生理曲度的改变,造成颈椎关节囊及韧带的松弛,颈椎小关节失稳,此类改变刺激了颈神经根背侧支及副神经而致发病。

在早期,患者表现为头、颈、肩部和上胸背部疼痛,有些患者的疼痛剧烈,不敢触碰颈肩部;有些则症状较轻微,但治疗总是无效或反复发作。患者的头部不敢转动或歪向一侧,转动时往往随同身体一起转动。颈项部肌肉可肿胀或痉挛,有明显的压痛。

急性期过后常常感到颈肩部及上胸背部酸痛。患者常诉颈部易于疲劳,不能持久看书、写作和看电视等;有些患者感到头痛、后枕部疼痛、胸痛及上肢无力;还有些患者自诉晨起后颈部僵硬感,活动不灵便或头颈转动时颈部有响声;少数患者出现反射性的上肢疼痛、麻木不适感,但颈部活动时并不加重。医师检查时可发现患者颈部偏斜,颈部活动受限。颈部肌肉痉挛,压痛在颈背部及肩胛骨上部和内侧部。

2. 神经根型颈椎病

由于神经根受压或受到刺激,使颈、肩、背部产生疼痛。

多数为单侧性，部分呈双侧性，轻者为持续性的隐痛或酸痛，重者为阵发性剧烈疼痛。沿神经分布区有烧灼样或刀割样痛，伴有手部针刺样或电击样串麻感。颈部后伸、咳嗽或腹压增加（例如用力大便）时疼痛加剧。常有反复发作的落枕史。各种头颈部外伤均可诱发本病。此外，上肢尚可有发沉、无力、握力减退、持物坠落等现象。当睡觉时患侧上肢受压后容易出现酸胀、麻木感。

3. 脊髓型颈椎病

脊髓型颈椎病由于脊髓受压的部位不同而有不同表现。下肢症状较上肢明显，如下肢无力、发抖、打软腿、易绊倒、双足感觉异常和双下肢发麻等。最常见的上肢症状为：麻木、酸胀、烧灼、疼痛、发抖或无力感。产生症状的部位因人而异，可发生于肩、上臂、前臂或手部，有时仅在五指尖部。有些患者伴有头痛、头晕、眼痛、吞咽困难等交感神经症状。随着病情的发展，脊髓严重受压，可出现四肢瘫痪，小便潴留、便秘等症状。

4. 椎动脉型颈椎病

该型颈部症状多不明显，甚至完全无颈部疼痛，故极易漏诊，也容易误诊为梅尼埃综合征（一种内耳病）或脑血管疾病。前面提到的老方所患的即为椎动脉型颈椎病。颈椎骨刺可直接压迫椎动脉。有人曾报道骨刺压迫了椎动脉管腔的大半，向同侧转头可造成管腔完全闭塞，手术切除骨刺后症状可消失或大部消失。由于椎动脉的供血不足，导致脑部供血不足，可表现为头痛、头晕、恶心、呕吐、耳鸣、耳聋、视物模糊，甚至猝倒等症状。当头部转动到某一方位时，症状即消失或明显好转。猝倒时不一定伴随有意识障碍或虽有意识障碍，但多因猝倒后颈部的位置改变而立即清醒，往往可以爬起来再走。

5. 交感神经型颈椎病

由于颈椎小关节、后纵韧带、椎动脉等组织发生病变，可产生反射性刺激颈部交感神经而出现症状。颈交感神经的末梢分布于咽部、眼后部、扩瞳肌、上眼睑平滑肌、内耳、颈动脉、心脏等组织器官。所以，当交感神经受刺激时，表现为上述器官的交感神经功能障碍，如头痛、头晕、眼睑无力、眼窝胀痛、视力模糊、流泪、耳鸣、耳聋、心动过速或过缓、心前区疼痛，周围血管舒缩功能障碍，多汗或少汗，失声或声音嘶哑，有时会出现吞咽困难。交感型颈椎病单独出现很少，常与脊髓型或神经根型等混合出现。

颈椎病的分型不是绝对的，在临床上每可见到各型之间症状、体征彼此掺杂的各种混合型。确定颈椎病既不能单独依靠X线片，也不能单凭症状，必须将患者的症状、体征和X线片等辅助检查（包括CT、磁共振成像和颈椎管造影等）三结合，否则会得出80%～90%的老年人都患颈椎病的错误结论。这是因为在X线片上，80%～90%的老年人有颈椎不同程度的退行性变；其次，年纪大了，难免会有些头晕眼花之类的症状。

颈椎病怎样治疗

颈椎病的治疗分手术和非手术两种。非手术疗法是中西医结合的综合疗法，包括颈椎牵引、理疗、手法按摩、推拿、针灸、药物治疗、休息、围领或颈托及医疗体育等。可根据患者的不同情况选用其中1～3种方法，同时施行或交替应用。手术也分两种，前路和后路手术，要根据患者的具体情况而定。

1. 非手术治疗

（1）颈椎牵引是较为常用的治疗方法，轻者坐位牵引，

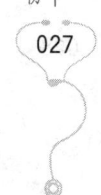

重者卧位牵引。各型颈椎病的急性发作期或初次发作的患者要适当注意休息。病情严重者宜卧床休息2～3周。必要时用围领或颈托保护颈部。

（2）理疗可活跃局部血液循环，促进组织新陈代谢，调节自主神经功能，缓解肌肉痉挛，增强肌肉张力，消除神经根炎症水肿，延缓或减轻骨、关节和韧带的钙化及骨化过程。常见透热、直流电、低频脉冲、超声波、感应电、醋疗、中药透入等方法。

（3）按摩和推拿疗法也是治疗本病的一种有效方法，尤其是颈椎病早期效果较好。有人对椎动脉型颈椎病进行推拿治疗，再经脑电图测定证实有一定疗效。但治疗时手法要轻柔，切忌粗暴，以防止发生不必要的意外，对有动脉硬化的老年病例尤应注意。

（4）针灸对改善颈椎病的症状也有一定疗效。

（5）医疗体育锻炼对颈椎病不但有预防作用，还有治疗作用。

（6）药物治疗方面，可用布洛芬（芬必得）、洛索洛芬（乐松）、塞来考昔（西乐葆）等非甾体消炎镇痛剂，适用于疼痛较严重者。神经妥乐平是将牛痘疫苗病毒接种到家兔皮肤中，从发生炎症的皮肤中提取出来的非蛋白性生物制剂。疗效确切，对慢性疼痛，尤其是神经病理性疼痛，以及冷感、麻木等神经症状有显著疗效。实验表明，它对神经有修复作用。扩张血管药物，如烟酸、血管舒缓素、地巴唑等，可以扩张血管，改善脊髓的血液供给。维生素 B_1、维生素 B_{12} 等有助于神经变性的恢复，但不需长期应用。双氯芬酸（扶他林）乳胶剂和辣椒碱软膏等可局部应用，对减轻肌肉筋膜炎和肌肉劳损所引起的疼痛有良好的作用。

（7）中药治疗以散风祛湿、活血化瘀、舒筋止痛为治疗原则。常用成药有祛风活血丸、木瓜丸、舒筋活络丸等。常用的方剂为舒筋活血汤、四物止痛汤、独活寄生汤等。也可用白芍60g、川断30g、木瓜12g、甘草12g水煎剂,10剂为1个疗程,对神经根型颈椎病疗效显著。

2. 手术治疗

经各种非手术疗法治疗无效,尤其脊髓受压症状无改善者应当考虑手术治疗。一般采取前路椎间盘及骨刺切除、椎体间植骨融合术。本法除可解除病变物对脊髓、神经根、交感神经或椎动脉的压迫或刺激外,植骨融合后尚能稳定颈椎,促进骨刺的吸收,故疗效良好。后路手术有单纯椎板切除减压术或在椎板切除减压的同时切断齿状韧带,尤其适用于伴有颈椎椎管狭窄的患者,可有效解除脊髓的受压。远期疗效的随访表明,切断齿状韧带无此必要。

颈椎病有哪些少见类型和少见的表现

1. 颈椎病引起视力障碍

眼部的一些症状(如视力障碍、眼睛胀痛、眼睑疲劳、睁眼无力、怕光流泪、眼冒金星等)与头颈部姿势改变有明显的关系,或者这些症状和颈椎病的症状同时发生或相继出现,而眼科检查时查不出明显的病因,则应考虑到患颈椎病的可能性(颈性视力障碍)。

然而要诊断为颈性视力障碍,患者一定还有颈椎病的其他临床表现;也就是说,在有颈性视力障碍的患者中,几乎100%存在颈椎病的症状和体征。

2. 中老年人谨防"颈心综合征"

颈椎病常见的症状有颈肩痛、肢体麻木等,产生类似冠

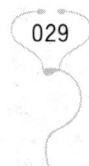

状动脉粥样硬化性心脏病（冠心病）的心绞痛，如心前区疼痛。也可以由于颈椎骨质增生（骨刺）的刺激或压迫脊髓、脊髓的血管，引起颈髓侧角内交感神经细胞功能障碍，或由于椎-基底动脉供血不足，使延髓内心血管调节中枢缺血，引起反射性冠状动脉痉挛收缩，导致心肌缺血，诱发心律失常。上述由于颈椎病而引起的心绞痛或心律失常，称为"颈心综合征"。

有人将颈椎病引起的心前区疼痛称为"颈性心绞痛"。除心前区疼痛外，还可有心慌、气急、胸闷不适等症状。心电图上可见有缺血性 ST 段与 T 波变化，表现为房性或室性期前收缩（早搏）。有些患者还可以有高血压。究其原因，可能与交感神经受到颈椎骨刺或颈椎周围组织的无菌性炎症刺激有关。

"颈心综合征"的心绞痛与冠心病引起的心绞痛是有区别的。前者与体力负荷增加、情绪激动无关，服用硝酸甘油类药物及钙离子拮抗剂不能使病情缓解；高枕而卧，颈部长时间过度屈曲（低头）、后伸（仰头）的体位，头颈部长时间转向一侧等使颈椎的负荷增加，或颈椎部位受凉、潮湿、扭伤、劳累，常可成为"颈心综合征"的心绞痛之诱发因素。中、老年是冠心病的多发年龄，只有详细询问病史，才能避免将"颈心综合征"误诊为冠心病。

在临床上，要诊断"颈心综合征"，首先应排除心血管疾病的可能。据报道，卧位试验与转颈试验是鉴别"颈心综合征"与冠心病的简便、经济、有效的方法。在确诊的颈椎病患者，若有心脏病的症状并疑为"颈心综合征"，建议做上述试验。

具体的做法是对患者进行 24 小时心电图监护。平卧休息 2 小时后与卧床前心电图进行对比；取坐位，1 分钟内完成45°以上的左右转颈各30次,对比转颈前后的心电图。如卧位后,ST段及T波呈缺血性变化,散步后消失;转颈后ST段及T波缺血性改变又出现或加重,说明心电图变化与颈部负荷有关,可确诊为"颈心综合征"。

冠心病则与此不同,ST段及T波缺血性改变与颈部负荷增减无关,仅在活动或运动时加重。

"颈心综合征"根源是颈椎病,所以主要是治疗颈椎病。如纠正高枕卧位,使用适当高度的枕头(约1个拳头高);避免过度仰头、低头或长时间头转向一侧;注意颈部保暖,避免颈部和上胸背部受凉;局部进行理疗,热敷;适当的颈部体操以活动颈部,可缓解或减轻"颈心综合征"的各种症状。但不能做摇头转颈锻炼。

3. 食管压迫型颈椎病

此型颈椎病的原因是颈椎椎体前缘形成的骨刺直接压迫食管,引起吞咽困难。骨刺刺激自主神经引起食管痉挛也可导致吞咽困难。这些因颈椎病引起的吞咽困难、咽喉疼痛甚至声音嘶哑等,医学上称为颈性吞咽困难。其特点是吞咽障碍时轻时重,与颈部的位置有关,可以经常发作,但可自行缓解。仅少数患者伴有吞咽疼痛感。也可因与吞咽动作有关的肌肉萎缩,造成了吞咽无力。此外,这种吞咽困难尚可有颈椎病的其他症状,如头昏、头晕、心悸、胸闷、胸口难受、欲呕、颈臂部疼痛、上肢胀痛或麻木、肌肉无力或萎缩等。

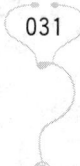

颈椎椎体前缘形成骨刺也未必一定会产生吞咽困难。因为颈椎椎体的前方为疏松结缔组织和富于弹性的食管,中间的缓冲间隙较大,只有当颈椎椎体前缘骨刺大到超出了此缓冲与代偿能力时,才产生症状。但第6颈椎处为隔膜部食管,与环状软骨较为固定,此处较小的骨刺也可引起症状;如果食管本身就存在炎症或其他异常情况,那么即使骨刺较小,也容易产生症状。若骨刺长大的速度较迅速,周围的软组织来不及适应和代偿,也可以在骨刺较小时因局部平衡失调而产生症状。

吞咽困难程度可分为3度:Ⅰ°(轻度),可表现为吞咽硬质食物时困难及食后胸骨后有异常感,如烧灼、刺痛等,当颈部后伸时症状出现,颈部前屈时症状消失。Ⅱ°(中度)仅在吞咽硬的食物时困难,但可吞咽流食和软食。大多数患者属中度吞咽困难。Ⅲ°(重度)时只能喝些水或汤。大多数吞咽困难的患者伴有脊髓、脊神经根或椎动脉受压等颈椎病的症状。

给食管压迫型颈椎病患者拍片,在颈椎侧位X线片上可显示椎体前缘的骨质增生(骨刺),典型时可呈鸟嘴样。好发部位为第4至第7颈椎。食管钡餐检查,可清晰显示食管受压的部位与程度。食管受压的程度除了与骨质增生的大小成正比外,还与颈椎的活动有关。颈椎前屈位时,食管处于松弛状态,钡剂容易通过;后伸位时,食管处于紧张与被拉长状态,钡剂则不容易通过。

在作出食管压迫型颈椎病诊断之时,应该排除食管炎、胃及十二指肠溃疡、贲门痉挛、食管癌、食管憩室等疾患。必要时可应用消化内镜检查。

4. 颈性高血压

笔者有个邻居郝大妈是颈椎病患者。每当碰面时,她经常询问一些颈椎病的事,笔者给予了耐心指导,使她的病情得到了及时随访。她同时患有顽固性高血压,内科医师给她用过不少降压药,但疗效均不佳。笔者发现,每次对颈椎病进行牵引治疗后,她的血压也随之好转。莫非颈椎病与高血压有一定关联？于是查阅了文献，确实有相关的报道。这些学者在临床工作中发现，有些颈椎病伴高血压（或低血压）的患者，用降压药物治疗效果不佳，而按颈椎病治疗后，血压也随之好转，提示血压的异常与颈椎病变有关。

高血压可分为原发性高血压（高血压病）和继发性高血压（症状性高血压）。颈椎病引起的高血压，医学上称为"颈性高血压"。近年来，"颈性高血压"的发病率有上升的趋势。此病混在原发性高血压病之中，只依赖医师给用降压药，没有得到正确的治疗。

颈性高血压是由于椎-基底动脉供血异常，颈部交感神经受到刺激后功能紊乱导致高血压。在临床实践中发现，有些老年颈椎病患者伴血压增高，有相当一部分服降压药效果不好，而通过颈椎牵引或正骨推拿点穴按摩治疗，颈椎病好了，血压也不高了。这说明，这些患者患有"颈性高血压"。

您如果是高血压患者，同时伴有颈部不适，就一定要注意"颈性高血压"的可能性。尤其是对降压效果不佳时，不妨试着按颈椎病治疗。

5. 警惕"颈胃综合征"

"颈胃综合征"的患者既有颈椎病的表现，又有慢性胃炎的表现。患有"颈胃综合征"的人若颈部活动量加大，尤其是颈部旋扭活动过多，刺激了交感神经受体，导致"胃病"病情加重。颈部损伤、劳累，往往是该症反复发作的诱因。

颈椎和胃相距较远，它们的结构和功能各不相同，怎么会有联系呢？原来是自主神经系统在起媒介作用。自主神经系统分为交感神经和副交感神经，又叫内脏神经，不受人的意志所支配，分管内脏器官的营养调节、腺体的分泌（如胆汁和肠液的分泌）、平滑肌的舒缩功能（例如肠子的蠕动、心脏的跳动等）。自主神经的中枢在下丘脑。人到中年后，机体功能开始衰退，颈椎有了骨刺、颈椎间盘退行性变（老化）和椎间隙变狭窄，引起颈椎间孔及椎动脉孔狭窄，压迫或刺激颈神经根及椎动脉而产生颈椎病。颈椎骨质增生后不断刺激或损伤交感神经（交感神经在颈部分布极其丰富），引起颈交感神经功能亢进，反射性地导致肠交感神经功能增高而引起幽门括约肌舒缩无力，促进胆汁反流。如果患者本身有胃、胆囊疾病，可出现恶心、嗳气、反酸、胃脘部烧灼甚至疼痛等慢性胃炎的症状。

"颈胃综合征"的治疗首先应缓解颈椎骨质增生对交感神经的刺激或损伤，如使用中西药物、理疗等，配合对胃病的治疗，可使症状得到控制。有人报道，行颈椎牵引也有一定疗效。

6. 颈椎病与乳房疼痛

有位陈女士，62岁。她的主诉为：近2个月来经常出现左侧乳房部疼痛不适，有时疼痛较为剧烈，疼痛时间长则持续2～3天，短则数小时左右，有时呈现触电样疼痛。局部检查乳房无红肿、无包块、无压痛、乳腺扫描、胸部拍X线片、心电图检查均未见异常。口服塞来考昔（西乐葆）后，疼痛症状有所减轻，停药后疼痛照旧。由于长期乳房疼痛而久治无效，背上了沉重的思想包袱，甚至怀疑是否患了乳腺癌。

笔者在门诊时追问病史时发现,患者出现左侧乳房疼痛,常出现在打绒线衣时间过长或夜间睡觉枕头不合适时。患者还诉述颈部曾有发僵和不适感。颈椎X线片提示颈椎生理曲度消失,且可见唇样骨质增生,第5颈椎和第6颈椎之间的椎间孔变窄。考虑左侧乳房疼痛为颈椎病所致。

将患者转至康复科,经颈部按摩、理疗、牵引、中药外敷加远红外电磁波照射等综合治疗后,左侧乳房疼痛症状缓解,后逐渐消失,未再出现疼痛。

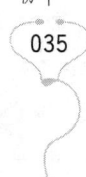

颈椎病会引起乳房疼痛吗?这两者似乎没有什么关联。颈椎病可以引起胸前区类似心绞痛样疼痛及心律失常等已被人们所认识,而顽固性的乳房疼痛可以是神经根型颈椎病的症状之一,则很少有人知道。这种疼痛多数呈慢性,疼痛可与颈椎活动及其位置有关。即患者能告诉医师,其颈椎向某一方向活动时乳房疼痛最明显。乳房疼痛的严重程度与颈椎病的其他症状成正相关,即乳房疼痛越严重,颈椎病的其他症状也越严重。有些被误诊的乳房疼痛患者久治无效,悲观失望,甚至怀疑自己患了乳腺癌而背上了沉重的思想包袱。

患者大多为单侧乳房疼痛,以中老年妇女多见。除乳房疼痛以外,尚有颈部活动受限、胸大肌区域压痛,被受累神经根支配节段的肌力减退、感觉异常等。在颈椎X线片上常有退行性变的征象,如有骨刺、椎间隙狭窄等,以第6和第7颈椎部位受累最为常见。而乳房手法检查、钼靶摄片并无异常,心电图、胸部X线片或其他辅助检查也无异常。

当女性有久治不愈的乳房疼痛时,要考虑是否患有颈椎病。

如何预防中小学生得颈椎病

学校的领导、老师和家长不要只顾抓学习成绩而忽略了孩子们的身心健康,小心孩子们的"伏案病"悄然上身。应该重视孩子们德、智、体全面发展,上课和做作业时教给他们正确的坐姿,并减轻他们的学习负担。具体地说,要预防"伏案病",应该注意以下几方面。

(1)听讲课时身体要坐正,头稍向后倾,这样的坐姿可以减轻颈肩部肌肉和韧带的张力。读书、书写位置也要正确,长时间"斜读"、"斜写",使颈部肌肉、韧带、椎间盘慢性劳损。大家都有这样的常识,橡皮筋绷得太紧,时间久了会绷坏掉。

(2)经过一节课的埋头学习,应充分利用课间休息时间,站起来活动肩膀和双臂,眺望远方,可以防止头晕和颈肩酸胀不适。有些学生下课了继续坐在座位上"用功",这是不良习惯。

(3)桌椅高度不符合要求的要纠正。

(4)光源太足,或亮度不够,为看清书本上的文字,学生不得不吃力地埋头阅读,更容易使颈部肌肉劳损。

(5)在教室里,要让学生秋、冬季注意颈肩部保暖,夏季避免空调对着吹。

(6)有人主张中、小学生在课间做很简单的肩部放松操。

适合中小学生的肩部放松操

● 挺胸站立,双下肢分开至双肩的宽度,两肩一耸一落为一组动作。

● 双上肢屈曲肘关节,向前后摆动,以此来带动两肩胛骨前后运动。运动时注意尽量向脊柱靠拢,停顿片刻,使肌肉得到放松,再做下一次动作。

● 做头部的前屈、后伸及旋转运动。

经常在课间进行颈部肌肉锻炼,既可缓解疲劳又能使肌肉发达、韧度增强,也有利于颈段脊椎的稳定性,增强颈椎顺应颈部突然变化的能力。也可以由学校安排做课间广播操。

为什么颈椎外伤是颈椎病的祸根

小高属于驾车族,她住在城乡结合部,每天上下班必须在高速公路上驾驶数千米(公里)。10年前的一天,前面的车子突然减速,由于车距太近,加上天雨路滑,虽然也采取了急刹车措施,但还是与前面一辆轿车相撞,造成她颈椎第6和第7节之间半脱位。据交通警察分析,她作为新驾驶员,刹车的力度不够,又没有系安全带,是导致交通事故的主要原因。经医师治疗,其颈部疼痛于2周后有所减轻,但半脱位未能纠正。同时还有双上肢麻木。经做颈椎磁共振成像(MRI)检查显示有颈髓水肿。医师认为，除颈椎半脱位外，尚有"颈髓挥鞭样损伤"。继续治疗6个月后，双上肢麻木也逐渐消失。近2个月以来，她先是右颈肩部酸痛，近2周来酸痛向右上肢放射。她来医院就诊，笔者详细询问病史并仔细检查后认为其得了颈椎病，而且与10年前的车祸有关。

在高速行车时突然刹车，造成颈椎损伤相当常见。医学上称之为"颈椎挥鞭样损伤"。乘车人在瞬间发生屈曲性颈部损伤，使椎体后软组织，如棘间韧带、棘上韧带、项韧带、关节囊等断裂，有的可同时发生颈椎脱位或半脱位。在车祸发生时，因颈椎先是屈曲，然后又受反作用力的作用，可使脱位的颈椎又复位或脱位程度减轻。因此，颈椎X线摄片检查可无骨性或关节损伤之征象，或仅见棘突间距增宽、棘突排列紊乱，或者伴有棘突骨折。然而，脊髓在颈部剧烈屈伸活动中已经损伤，颈椎磁共振成像（MRI）可显示脊髓水肿。

小高10年前车祸致第6颈椎和第7颈椎之间半脱位，并有"颈髓挥鞭样损伤"，种下了颈椎病的祸根。当时颈椎半脱位未能纠正，造成了颈椎管狭窄。有过损伤的颈椎与未曾损伤者相比，容易产生退行性变（椎间盘变性甚至椎间盘突出、骨质增生、韧带钙化等）。随着年龄的增长，即使没有颈椎损伤的人，颈椎也会退行性变。因此，曾有颈椎损伤者更容易使颈髓或神经根受到压迫，即更容易得颈椎病。从这个意义上说，颈椎外伤是颈椎病的祸根，驾车中防止颈椎受伤也就是对颈椎病的最好预防。

哪些措施可预防驾车引起的颈椎病

为预防驾车引起的颈椎病，可从以下几方面着手。

（1）系好安全带：无论驾车或乘坐在副驾驶的位置，都应该养成系安全带的习惯，防止身体突然冲撞下的较大位移。系安全带，这是一个非常简单的动作，只是举手之劳，但很多人没有意识到它的重要性。她（他）们有各种"理由"不系安全带：抱着侥幸心理，认为车祸不会降临到自己的头上；系了安全带胸腹部被勒住，很不舒服；自己的衣服刚烫好，怕将衣服弄皱；系安全带不够酷；路途较短，没有必要系安全带，等等。

根据美国国家高速公路安全统计局的统计，2001年发生的5 341位死于车祸的年轻驾车者中，有2/3没有系安全带。笔者没有查到相应的国内有关资料，估计此比例也不会低。系安全带的好处是非常明显的，至少有明显吸收冲撞力的作用。据统计，系汽车安全带能够将发生交通事故时驾驶员和乘客的人身伤害率降低40%左右。这说明随时系好安全带是非常必要的。这是行车中最起码的自我保护手段。对颈椎来说，系安全带可以大幅度地降低颈椎损伤的可能性，从而可以有效地预防颈椎病。

（2）避免疲劳驾驶：司机在开车的时候，长时间一个姿势，而且眼睛盯住前方看，颈椎部位呈挺直的姿势，很容易导致颈部肌肉痉挛，可能发生颈椎小关节突轻度错位，压迫或刺激神经根或脊髓，出现头的后枕部、肩部和上肢等部位的酸胀、疼痛。笔者常乘出租车，并与司

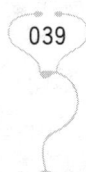

机交谈,发现在出租车司机中患颈椎病的比例相当高。驾龄越长,得颈椎病的概率越高。有些驾驶员长时间驾驶而太疲劳,有时甚至开车时打瞌睡而致车祸。长期驾车造成颈椎损伤的事并非罕见。因此,应尽可能避免长时间驾驶。长途驾驶中最多2个小时需要进行一定休息,或和同伴轮流驾驶。

（3）选择合适的座椅枕头来保护颈椎：据报道,在交通事故所造成的人身伤害中,有70%属于颈椎受伤。分析颈椎受伤的原因,最常见的是追尾撞击事故。而在追尾事故中,人体在靠背或座凳的带动下突然向前或者向后时,头部与上半身的运动节奏不相一致,这种身体和头部不协调的运动,使颈椎遭遇一定的伤力,从而导致颈椎损伤。

如果在发生撞击事故时让乘坐者的头部和上身一起和谐地运动,则可以防止追尾撞击事故中的颈椎伤害。实验表明,如果能够让碰撞时给汽车带来的加速度通过座椅靠背及头枕传递给身体和头部,则能有效降低碰撞时对颈椎的伤害。这就要求座椅头枕有足够的高度,身体、头部都有效接触座椅及头枕。也就是说,乘坐汽车的人员要尽量保持整个身体（包括头部）与座椅的充分接触。有需求就会有新产品,目前商店里有新型的汽车头枕可购买,它可随座椅自动调节,让颈椎处于一种舒适、安全的状态,使颈椎免受伤害。

（4）保持正确的驾车姿势：如果驾驶者采取身体前屈的坐姿,其脊柱生理弯曲处于一种紧张状态。由于开车时注意力高度集中,所以身体的不适很难察觉到。长期如此,椎间盘就可能发生病变,产生颈或腰的椎间盘突出症。有些人有不良的驾车习惯,譬如喜欢调高座椅,认为这样才能看清前方的路况,大多数驾驶员认为无此必要。因为坐得这么高,在驾驶中身体必然轻微向前倾斜,从物理学和生理学的角度来讲,这个姿势对颈椎的负荷都是最大的,时间一长不可避免会导致颈椎病。驾驶汽车的过程中,直坐也不是最健康的驾车姿势。驾车者应尽量保持微微后倾,使座椅的靠背扶托住后颈部的姿势。

其他一些情况,如座椅太低、身体离脚踏距离不合适、手臂长期处于悬空状态等,也会使驾驶员的驾车姿势不正确,增加患颈椎病的机会。

(5) 利用等待红灯的间隙活动颈椎:可以利用等待红灯的间隙活动颈椎,做一些保健活动。有时等待时间短暂,来不及做多种锻炼,只能分段做每种保健活动。

颈部放松活动

(1) 将两手手指互相交叉,放于颈部后方,按左右方向来回摩擦颈部20次,令颈部的皮肤发热后,会有很放松的舒适感觉。

(2) 将头部按前、右、后、左顺时针方向摇晃1周。然后反方向,即按前、左、后、右逆时针方向摇晃1周。顺时针和逆时针方向各做8~10次。

(3) 头放正,挺直胸、颈部,双上肢自然下垂,然后两肩同时尽量向上耸起(注意,不是缩颈),使颈肩部有微胀和热乎乎的感觉。两肩耸起后,停1秒钟,再将两肩用力下沉。正确的耸肩,既能让肩部自身得到活动,又能用肩去按摩颈椎,从而起到舒筋活血的作用。

为什么驾驶摩托车时戴的头盔太重易致颈椎病

吕小姐是上海近郊某蔬菜种植园的工人,由于她平时总是骑着摩托车,熟悉她的人称她为"女骑士"。她今年27岁,已有4年的"驾龄"了。为保证人身安全,她很早就买了一个又大又结实的头盔,平常开车的速度也较快。最近,年轻漂亮的吕小姐虽然工作并不繁忙,却总是感到头昏眼花,颈背酸痛,以为是患了什么大病。经朋友推荐,她来到笔者处就诊。经详细询问,发现是她选用的头盔太重和使用不合理,造成颈椎劳损所致。此类患者以男性多见,但也不乏女性,在笔者的记忆中,已经接诊了好几位此类患者。

摩托车头盔一般重约1 kg,戴上后无疑增加了头部的重量,加重颈椎的负担。如果戴用头盔不得法,就会引起颈部肌群的疲劳,进而导致颈椎骨质增生,易患颈椎病。

颈椎是脊椎骨中活动范围最大也是最为薄弱的部位。如果头盔过重、过大或使用不合理,久而久之使颈椎承受的压力失去平衡,产生慢性劳损,便会出现颈肩部和上胸背部僵硬感和酸痛不适,重则可发生头昏、眼花、恶心甚至呕吐等症状,有的医师将其定名为"头盔综合征"。

怎样预防"头盔综合征"

骑摩托车的人佩戴头盔非常必要,这样当万一发生交通事故时,能够使头部得到充分的保护,减少颅脑外伤的发生。但是,头盔的戴用方法不正确,或头盔太重时,则很可能引起"头盔综合征",这应引起骑乘者的注意。所以,经常骑摩托车的人从一开始就应养成良好的习惯,注意预防颈椎病的发生。

首先,戴头盔的方法要正确。要戴正头盔,放下面罩,系紧带子,使头盔和整个头部稳妥地结合,再推动一下,确保头盔尽可能减少晃动。决不能马马虎虎,随便往头上一套了事。松动的头盔不仅会增加颈部负担,更重要的是其起不到安全保护头颅的作用。

其次,坐在摩托车上的姿势也要正确。尤其是在行驶过程中使头部位置端正,双侧肩部放松,身体要保持平衡,并轻度前倾,下巴向后收拢,颈部稍微挺直,可以有效地减少颈部(俗称脖子)所承受的压力。

第三,购头盔也有讲究:购买时应注意识别商标,要购买经国家有关部门监测合格的正规产品,最好先试戴一下,注意以下几点:① 切忌购买过重的头盔;② 头盔的尺寸以不压紧双耳为宜,但不能太大;③ 要检查栓扣是否牢固,因为松动的头盔对头部的反复冲击会加重颈椎负荷。

第四,驾驶摩托时不宜频繁变换车速,尤其不能时而拼命地开足马力,时而突然停止。

第五,下车后应及时取下头盔,并适当做些颈部活动和自我按摩,松弛颈部的肌肉和软组织,减轻疲劳程度。这样可以改善颈部的血液循环,对防止颈椎病有一定作用。

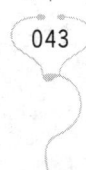

什么是颈源性眩晕？怎样预防

几年前冬季的某个周末，在上海浦东新区工作的赵女士躺在沙发上看着电视就进入了梦乡。第二天一早醒来，突然觉得天旋地转，视物倾斜、摇晃，并伴有阵阵恶心，颈部疼痛、僵硬感，上胸背部也痛。经神经科医师检查，未发现任何脑部病变。她被转到骨科，经询问，她原有颈椎病症状多年。笔者让其做了颈椎磁共振成像（MRI）和头颅多普勒超声（TCD）检查，发现赵女士患颈椎间盘膨隆，椎-基底动脉供血紊乱，导致颈源性眩晕。

通常，躺在床上看电视时，人的身体活动比较少，往往被故事情节所吸引，头部也会经常保持一种姿势不动，当头部转动时，肌肉应答能力就会减弱，导致关节错位、肌肉扭伤，诱发颈椎病的发生，严重的甚至还会出现关节脱位（罕见）。

赵女士躺在沙发上看电视时睡着了。在熟睡期间，她的颈部长时间保持在某一种姿势，使颈部肌肉被拉伤，相当于俗称的"落枕"。由于她原来就有颈椎间盘膨隆，椎-基底动脉供血紊乱，因此诱发了椎动脉型颈椎病。

不良姿势是诱发颈椎病发生的重要因素。因此，千万不要为图舒服而老躺着或者靠在沙发扶手上看电视。正确的看电视姿势应该是采取坐位，而且尽可能每看一会儿就要活动一下颈部，变换一下姿势，以免颈部肌肉太疲劳。

一项调查结果显示,约60%的眩晕症状是由颈椎病引起的。尤其是在冬季,颈椎病患者病变部位容易产生炎症、水肿,引发脑供血紊乱。应该告诉颈椎病患者,冬季要谨防颈源性眩晕发生。

临床上颈椎病有多种表现,而颈源性眩晕较为常见。像赵女士整夜躺在沙发上,头颈部姿势不良,诱发了颈源性眩晕。为避免颈源性眩晕,切勿经常卧姿看书、看电视,睡觉时不要使用过高的枕头。

据临床观察,颈源性眩晕多数发病于中青年颈椎病患者。近年青少年的颈源性眩晕发病率也明显上升,其中以长期操作电脑者和汽车司机发病率更高,这显然与职业有关。患者常感眩晕、头痛,甚至可出现恶心、呕吐;不少患者伴有失眠,即使无失眠睡觉质量也不高,表现为多梦;随之而来的是烦躁、记忆力减退;严重者可出现耳鸣、复视、血压增高等。

戴胸罩不当也会造成颈椎病吗

爱美之心,人皆有之。目前,如果你走进专卖店,各种性感而漂亮的胸罩,不管是国内或国外流行的,应有尽有,成为年轻女性的新宠。但爱美的女性可能还不知道,这种外表性感、漂亮的胸罩并不都适合每一个人。穿戴不当的胸罩,有可能使你患上颈椎病。

很多女性喜欢穿戴型号偏小或者窄带式的胸罩,因为这种胸罩能使她们能够更加凸显身材,从而显示曲线美。

但是从医学保健角度去看,这种胸罩就像给人体加了一道"铁丝网",时间长了就会导致血液循环产生障碍,久而久之还会压迫颈部肌肉、血管和神经,从而诱发颈椎病。不少穿戴"漂亮胸罩"的女性产生上肢麻木、颈部酸痛,甚至头晕、恶心等症状。此外,过紧的胸罩的带子还限制了胸部呼吸肌的运动,使胸廓收缩和舒张不畅,从而影响呼气和吸气功能。久之,可使两肺换气不足,产生胸闷、气促等症状。有医师给这类病起了个简明易懂的名称,叫做"胸罩综合征"。

怎样预防戴胸罩不当引起的颈椎病

要避免上述的"胸罩综合征",应树立健康第一,漂亮第二的观念。注意以下几点可预防戴胸罩不当而引起的颈椎病。

(1)购买的时候一定要注意选择大小适中的胸罩,不要选择看起来漂亮,但试戴时过紧或过于狭窄的胸罩。如果实在喜欢某一款式,建议您购买后放在家里备用,在一些正式的场合偶尔短时间穿戴。平时则穿戴"健康型"的合身胸罩。

(2)可以经常做上肢的外展、上举等动作,使胸罩吊带受压部位得到短暂缓解。或者间歇性地移动胸罩吊带在肩部的位置。

(3)尽可能减少戴胸罩的时间,解除或缓解其对胸部的束缚。例如睡觉时将胸罩取下,在家时或不迎接客人时,也应该尽可能少用。

(4)如果出现上述的不适症状,但症状较轻时,可以做局部热敷和按摩。

(5) 如果症状较重,或不断有原来没有的症状出现,则应去医院就诊,避免病情进一步加重。

为什么吸烟与颈椎病有关

近年来,女性吸烟者越来越多,其中以 30～40 岁的女烟民增长最多。据一项最新的研究发现,有吸烟习惯的女性会提早步入更年期。

女性吸烟的危害更严重。挪威奥斯陆大学的研究发现,有吸烟习惯的女性 45 岁前提早进入更年期者较非吸烟女性多 59%。另外,吸烟女性亦较易患骨质疏松症、心脏病和颈椎病等。而研究更显示,烟瘾严重的女性,提早进入更年期的机会较非吸烟妇女多出 2 倍。

负责研究的挪威奥斯陆大学 Mikkelsen 教授指出,研究发现,中年前已戒烟的女性有 87% 的机会不提早步入更年期,认为应越早戒烟越好。调查结果还显示,丧偶或身体欠佳的女性相对已婚女士较早进入更年期。

与男性吸烟相比,女性吸烟对身体健康的危害性更大。吸烟妇女更易患肺癌、冠心病和乳腺癌,还可引起月经紊乱、受孕困难、宫外孕、雌激素低下、骨质疏松以及更年期提前等。但是,你可能未曾听说吸烟与颈椎病有关。事实上,吸烟确实是造成颈椎病的致病因素之一,并可经常诱发颈椎病发作。

吸烟时,有许多有害物质,尤其是烟中的尼古丁被吸收进入血液,使小血管收缩痉挛,口径变细,血液供应减少。另一种有害物质一氧化碳,则置换下血液红细胞内的氧,使颈椎间盘内本来就不充足的营养更加缺乏,促进退行性变的过程加快;烟气中的烷基和烷氧基自由基反应性极强,可以损害细胞膜。在此基础上,可能促使颈椎间盘突出症发生。

香烟中的有毒物质,不仅对椎间盘,而且对颈部肌肉、韧带、筋膜等组织都有相同的损害作用。这些组织的退行性变,是颈椎病的重要原因。因此,要预防颈椎病,请勿吸烟。

为何咽喉炎与颈椎病相关

人们一般只知道颈椎病与长期伏案工作有关,而不会想到与咽喉有什么关系。然而有学者在实践中发现,不少颈椎病患者有不同程度的咽喉部炎症。有些职业的人群,譬如演员,中、小学教师,由于职业需要,使声带和咽喉长期处于疲劳状态,又如化工厂工人在空气污染的环境下长期工作,使咽喉部受到刺激,往往患咽喉炎。但她(他)们又是颈椎病的好发者。另外,吸烟、嗜酒等易感咽喉部炎症的人群,也易患颈椎病。

为何咽喉炎与颈椎病相关?因为咽喉与颈椎毗邻,两者之间的淋巴循环关系密切,咽喉部一旦发炎,其细菌、病毒等可以播散到颈部的关节、肌肉、韧带,使这些组织痉挛、收缩、变性,肌张力下降,韧带松弛,破坏了颈椎的稳定性。因此,咽喉部的急、慢性炎症可成为诱发颈椎病的原因。另一方面,颈椎病患者椎体前缘骨刺形成,骨刺的刺激又常会引起吞咽痛、咽部异物感、喉痛、声音嘶哑等咽喉部症状。

为预防颈椎病,在日常生活中要注意保护咽喉:① 多喝水,不吸烟,少吃如辣椒、胡椒等刺激性强的食物;② 积极预防上呼吸道感染,避免咽喉受到损伤或感染;③ 一旦出现急、慢性咽喉炎症状,应及时诊断和治疗,早日减轻炎症,防止诱发颈椎病。

为什么中药热敷能治疗颈椎病? 具体如何实施

笔者遇到过一位柯女士,她患颈椎病多年。为治疗颈椎病她去过多家医院。问她为什么总是换医院,她说想找到一种使颈椎病少发作甚至不发作的治疗方法。笔者翻阅了她的病史记录,最后一次是采用中药热敷,离当时已经相隔两年半。她明确告诉笔者,其来门诊有两个目的:第一是做颈椎磁共振成像(MRI),了解颈椎病的严重程度;第二是询问笔者,怎样才能使颈椎病不要发展或发展得缓慢些。

中药外敷是中医外治疗法中的一种,使药物渗入体内。颈椎病也能通过中药热敷,起到祛风除湿、舒筋活络、活血止痛的作用。尽管有人认为较麻烦,但对缓解症状有一定疗效,历来为医家所重视,并为病家所喜爱。

中药热敷法所用药是:威灵仙、五加皮、苍术、乳香、没药、白芷、三棱、莪术、木瓜、细辛、黄柏、大黄、赤芍、红花、冰片各等量,研细末,调匀,加食盐和黄酒适量,炒成糊状。再装入两个棉布袋中,置锅内隔水蒸热,趁热(但不能太烫)直接敷在患处,但以患者能够承受为度。两袋交替使用,每次

30分钟左右,早晚各1次,药袋可使用数次。

药浴法能治疗颈椎病吗? 如何实施

药浴在我国有着悠久的历史,运用药浴治疗疾病是祖国医学的特色之一。临床上有多种药物沐浴法,可根据不同情况合理用药,灵活运用。以下介绍几种常用的药浴方法,其中提及的药物都能在中药房买到。一般来说无毒副作用,只要花费点时间就是了。然而,各人的症状不尽相同,中医对药浴法所开的处方也不一样,最好去中医门诊,配取适合于自己的药物。

药浴法一

每天用生姜50~100 g,切成薄片,放入500~1 000 ml的热水中浸泡片刻,待姜汁泡出后,以洁净的纱布蘸取药汁,在头颈、肩背等疼痛部位进行反复擦洗,也可直接用浸泡的姜片在患处擦洗。因生姜有辛辣刺激的作用,擦洗后,可改善患处的血液循环,促进气血流通,对颈椎病引起的头痛,颈项部疼痛,上肢疼痛、麻木及活动不便均有治疗作用。

药浴法二

路路通、海桐皮和海风藤各50 g,桂枝30 g,加水1 500 ml,烧开后用小火再煎煮20分钟,取汁,待温度下降至相当于洗澡水的温度后,用药浴法专用毛巾蘸取药汁,对颈、肩、背等病变部位进行擦洗,同时配合自我按摩。

若患者上肢的疼痛、麻木等症状明显,可将煎好后的药汁立即倒入盆内,将患肢置于盆口,先利用蒸汽对肢体进行熏蒸,但注意不要烫伤。待药汁温度适当降低后,再用作上述的颈、肩、背等部位的擦洗。

药浴法三

艾叶300 g,加水1 500 ml左右,煎煮取汁后,放入适量的温水中,进行全身擦洗。放的温水不要太多,使药汁太淡。每天擦洗2次。能改善全身的血液循环,促进新陈代谢。对颈椎病引起的症状均有一定的改善作用。

颈椎病患者的饮食应如何选择

食物分两大类:一类是主食,属于淀粉类,提供能量,如大米、麦、小米、高粱、甘薯和玉米等属于这类食物;另一类是副食,可以调节生理功能,如豆类、水果和蔬菜等。各主食中所含的营养是不同的,粗、细粮要同时吃,不可单一偏食。粗细、干稀、主副搭配的全面营养可满足人体需要。颈椎病患者的饮食原则也是如此,不可挑食、偏食,应合理搭配。

颈椎病患者都有椎体骨质增生和骨质疏松等,所以应以富含钙、蛋白质和各种维生素(B族维生素、维生素C和维生素E)的饮食为主。其中钙是骨骼的主要成分,要注意食物中钙的含量(牛奶、鱼、猪尾脊椎骨、黄豆、黑豆等含钙量丰富)。蛋白质也是形成韧带、骨骼、肌肉所不可缺少的营养要素。维生素B、维生素E则可缓解疼痛,解除疲劳。

椎动脉型颈椎病可因伴有高血脂、动脉粥样硬化而加重病情，因此，饮食除上述要点外，还应特别注意多吃高粱、玉米、甘薯等粗粮和瓜果、瘦肉。蔬菜可选择如白菜、萝卜、芹菜、雪里蕻、油菜、甘蓝和豆角等，这些蔬菜富含粗纤维，对椎动脉型颈椎病患者有利。少吃高胆固醇、肥厚油腻和生冷的食物。

另外，如颈椎病属湿热阻滞经络者，应多吃些葛根、苦瓜、丝瓜等清热解毒通络的果蔬；如属寒湿阻滞经络者，应多吃些狗肉、羊肉等温经散寒之食物；如属血虚气滞者，应多进食公鸡、鲤鱼、黑豆等食物。

总之，对症进食，就能有利于颈椎病患者的康复。

颈椎病患者如何以药膳治疗

颈椎病的药膳治疗，笔者查阅了相关资料，还请教过中医，应该因人而异。即不同类型的颈椎病选择不同的药膳。为了使药膳能发挥更好的作用，最好能去中医门诊"量体裁衣"，获得适合自己的药膳处方。以下各种药膳可供患者参考。

1. 各型颈椎病患者辅助治疗的药膳

山楂丹参粥

若患者有头颈酸胀、视物不清的症状，可用山楂和粳米各50 g、丹参15 g，加入适量冰糖，煮成山楂丹参粥。

制作方法为：预先将山楂片、粳米和丹参洗干净。先煎丹参除渣取汁后，再在丹参汁中加入山楂片、粳米和适当量的水,用大火烧开,再以小火熬煮成粥。最后加入适量冰糖。可作为各型颈椎病的辅助治疗。

葛根菊花粥

如果患者有头痛、颈后部僵硬感、视物不清等症状,可煮葛根菊花粥服用。可用切成碎粒的葛根50 g(事先将葛根洗净)、菊花15 g,加适量粳米和水,快煮成粥时加适量冰糖。此粥具有升清降浊,通络止痛的作用。也可以作为各型颈椎病的辅助治疗。

2. 神经根型颈椎病患者的药膳

神经根型颈椎病患者可服用祛风除湿,舒筋活络的蛇肉。可将蛇肉清炖,也可与胡椒根一起烧。以下两种方案选择一种。

胡椒根炖蛇肉

将胡椒根100 g洗净,切成3 cm长的段。蛇肉250 g切成2 cm长的段。然后放入沙锅中,加姜、葱、盐、黄酒、水适量。用大火烧开后,改用小火炖至熟透即可。可分次服食。

清炖乌蛇

将1条乌蛇去皮及内脏,洗净,切成2 cm长的段。将乌蛇段放入沙锅中,加姜、葱、黄酒、水适量,用小火烧开后,改用小火炖至熟透,再加盐即成。可分次服食。

3. 脊髓型颈椎病患者的药膳

脊髓型颈椎病患者的药膳多选用活血化瘀、疏通经络之药物。在以下两种方法中选择一种。

桃仁决明蜜茶

将 12 g 决明子和打碎的 10 g 桃仁放在一起煎取药汁,加入适量白蜜调服。具有活血通络,清肝息风的功效。

地龙桃花饼

取 30 g 地龙浸酒后烘干研粉;将黄芪 100 g,红花、赤芍各 20 g,当归 50 g,川芎 10 g 浓煎取药汁;将上述地龙粉内加入玉米面 400 g、小麦面 100 g,混匀并以药汁调和成面团,分制为 20 个小饼;将去掉皮和尖的桃仁 15 g(稍微炒一下),均匀撒在饼上,入笼蒸熟(或用烤箱烤熟)。每次吃 1~2 个饼,每天 2 次。具有益气活血,通络起痿的功效。

4. 椎动脉型颈椎病患者的药膳

椎动脉型颈椎病患者属气虚下陷者,宜用补中益气之品;属肝肾不足,风阳上亢者,宜用滋水涵木、调和气血之品。

菊楂决明饮

菊花 10 g,生山楂、决明子各 15 g,分别打碎,将 3 种药物同煮,去渣取药汁后放入适量冰糖,代茶饮。菊楂决明饮具有清肝疏风、活血化瘀之功效。

5. 年老体弱颈椎病患者的药膳

莲党杞子粥

将 50 g 莲子用温水浸泡后剥皮,再将生党参和粳米各50g和枸杞子15g用清水洗净，全部放入锅中。锅内加入适量水，用大火烧开，改用小火烧熟。最后加入适量冰糖。具有益气养血之功效。

怎样在家里做颈椎牵引

高老汉患颈椎病，医师要他到体疗室去做颈椎牵引，但他家离医院较远，每天得换乘三辆公共汽车，实在太为难他了。为解决他的困难，医师让其买了一套颈椎牵引器，并教会其家属如何回家做牵引，关照注意事项。看完医师的示范，其家属高兴地说："原来这种牵引既操作方便，又很安全，完全可以在家里做。"

颈椎牵引能限制颈椎活动，有利于组织充血、水肿的消退，可使颈椎间的空隙增宽，神经孔（医学上叫椎间孔）增大，从而减轻或消除对神经根的压迫，解除疼痛和麻木等症状。有人统计了一组单纯应用颈椎牵引治疗的143例颈椎病患者，其中有56%获得痊愈，15%明显进步。对早期患者更为有效。但对病程较长的脊髓型颈椎病患者，有时可使症状加重。故颈椎牵引不可应用于脊髓型颈椎病。

颈椎牵引时患者的姿势有两种：坐位和卧位。轻者坐位牵引（图3），病情较

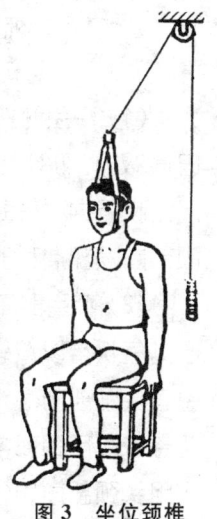

图3　坐位颈椎牵引

重者卧位牵引(图4)。

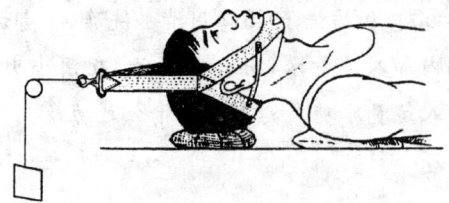

图4　颌枕带卧位颈椎牵引

坐位牵引时,将布制枕颌牵引带(由双层白布制成,又称四头带)套于患者的枕部及下颌部,左右两侧之前后叶缚在一起,将牵引绳(约2m长)之一端与牵引带连接,使绳子通过距患者头高约1m处的滑车后,将绳的另一端挂上所需要的重量(由数个500g重的铁块或沙袋组成,亦可用砖块等代替)。

卧位牵引时,于床头的横梁上安装一个滑车,牵引绳一端与枕颌牵引带连接,另一端通过滑车后连接牵引重量,同时将患者头一侧的床脚抬高20~25cm,以防止患者沿牵引方向移动。

颈椎牵引时应注意些什么

(1) 牵引时枕颌带的前面部分应套于下颌部(俗称"下巴骨"处),切勿滑向颈前喉部,以免引起窒息。尤其是患者双上肢无力时,每次牵引均应有家属在家照看,因为一旦枕颌带向喉部滑移时,患者无力自行调整位置。

(2) 牵引时不必强求头颈部的某一特定位置,以患者自觉症状得以减轻为宜。一般说来,有关专家主张牵引时患者头颈部前倾约20°,因为此位置椎间隙增宽最明显。有些患者应用颈部中立位(俗称头颈伸直)牵引效果不明显,改用头颈部前倾(前屈)20°位牵引,症状很快得到改善。

(3) 轻症患者采用间断牵引,每天1~3次,每次30分钟,重症者可行持续牵引,每天牵引6～8小时。牵引重量可自3 000～4 000 g开始,逐渐增加到5 000～6 000 g,最多不超过10 kg。牵引治疗最初几天,少数患者可有头晕、头胀或颈背部疲劳感,在交感神经型和椎动脉型颈椎病患者中尤其容易发生。遇到这种情况,应该从小重量、短时间开始牵引,以后根据患者具体情况,逐步增加牵引重量和延长牵引时间。个别患者不能耐受牵引治疗,则应改用其他治疗方法。少数患者牵引后症状反而加重,可能是牵引加重了对神经或血管的刺激或压迫所致,应终止牵引。

怎样做医疗体操预防颈椎病

颈椎病与颈椎的退行性改变密切相关。随着年龄的增长,颈椎椎间盘纤维环弹性减退,椎间盘向四周突出,椎间隙狭窄,椎体边缘骨质增生,椎间不稳,黄韧带肥厚、变性,钩突关节和小关节增生等。这些改变统称为颈椎退行性变。正是这些改变,以不同方式使颈脊髓、神经根、椎动脉等受压,产生颈椎病。

由于最严重的颈椎病有导致四肢瘫痪的可能,不少患者易产生悲观情绪。其实,绝大多数颈椎病患者出现发作—缓解—再发作—再缓解的规律,仅极少数人逐步恶化。如果懂得医学常识,采取适当的预防措施,可以防止颈椎病的发生,延缓或防止颈椎病的恶化,减少其复发。

急、慢性颈部软组织损伤会加速颈椎退行性变。例如常常落枕(可看作是急性颈部软组织损伤)的人容易患颈椎病,所以有人把反复落枕看作为早期颈椎病的开始,因此,应使用适宜的枕头。注意睡觉时的姿势和颈部的位置等防止落枕的措施也能预防颈椎病。同时应防止颈部突然扭转,平时对颈部多加保护,免受风寒侵袭。长期头部屈曲位工作和颈部扭伤治疗不彻底的人易患颈部慢性软组织劳损,应该避免。建议需长期头部屈曲位工作的人做工间操。对颈部扭伤的治疗要重视。

医疗体育能改善颈椎椎间关节的功能,增强肌肉、韧带、关节囊等组织的紧张力,从而加强颈椎的稳定性,改善颈椎的血液循环;矫正不良的身体姿势。实践证明:长期进行医疗体育锻炼有助于改善颈椎病的症状、巩固疗效、减少复发。故在颈椎病的预防和治疗中,医疗体育起着重要作用。

由于颈椎病在颈椎的老年性退行性变化基础上发生,经常活动可以延缓退行性变化,所以对颈椎病有预防作用。

围领和颈托可应用于各型颈椎病。它们均可起到制动和保护颈椎,减少神经的磨损,减轻椎间关节创伤性反应,并有利于组织水肿的消退和巩固疗效,并起到防止复发的作用。但是,长期应用颈托和围领可以引起颈背部肌肉萎缩、关节僵硬,非但无益,反而有害。所以穿戴时间不可过久,一般只对急性发作者应用,且在应用期间要经常进行医疗体育锻炼。在症状逐渐减轻后,要及时除去围领及颈托,加强肌肉锻炼。

颈椎病医疗体操

(1) 头向前伸,向上伸,反复2次,然后向左、后、右、前绕环;下一次向相反方向绕环[图5(1)(2)(3)]。

(2) 正坐,头部向左旋,同时左手伸向右肩[图5(4)]。两侧轮流。

(3) 正座,头颈向左侧屈,左手经头顶触右耳[图5(5)]。

(4) 正坐，低头含胸，两臂在胸前交叉，然后挺胸，两臂尽量外旋，屈肘，头左旋目视左手，两侧轮流[图5(6)(7)]。

(5) 正坐，两手抱头后，头用力向后伸，同时两手用力阻止头部后伸，1～2秒后放松[图5(8)(9)]。

(6) 正坐，两肩外展，两肘屈曲，左肩外旋至左手向上，右肩内旋至右手向下后方，同时头左旋目视左手，两侧轮流[图5(10)]。

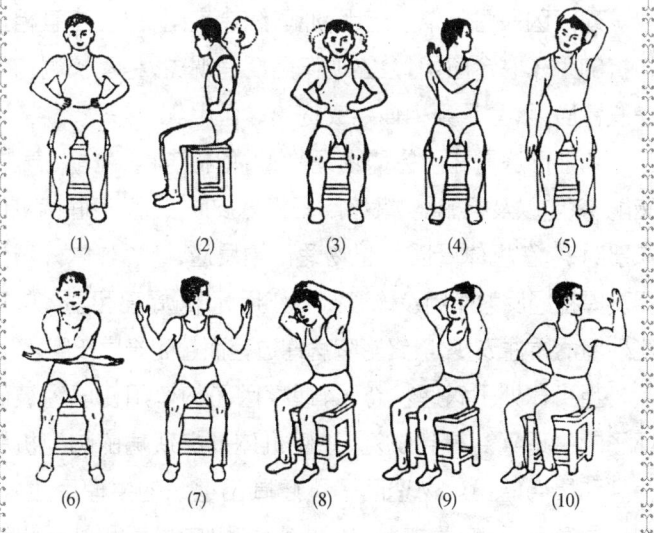

图5 颈椎病医疗体操

颈椎病如何理疗

物理疗法简称理疗，是用物理因子进行疾病治疗的方法。物理因子包括日光、大气、水、泥等天然物理因子和电、磁、声、光等人工物理因子。应用这些物理因子作用于机体，借助于神经体液的作用，诱发全身性反应及局部反应，从而发挥治病效果。

理疗因子属非特异性刺激因子，但其作用亦包含着某些理疗因子的特殊性能，也就是同一因子依其用法、用量不同，会引起完全迥异的结果。理疗在某些情况下，可以取代药物或手术治疗；在另一种情况下，能加强药物的作用或成为手术的辅助疗法；还有一种情况是理疗可以创造出有利条件，在此基础上应用药物或手术治疗，可以提高治疗效果。理疗因子可以单独应用，亦可综合应用，但应注意相互拮抗的因子联合应用，会出现作用抵消现象，相互协调的因子联合应用，会起到相辅相成的治疗作用。

物理疗法是利用各种物理能量，包括电能、光能、声能、磁能、热能以及机械能，来作用于机体皮肤、黏膜表面或机体深部组织，在机体局部引起物理化学反应，或通过内外感受器发挥神经反射作用及体液调节作用，引起局部和整体的功能性与器质性改变，最终影响病理过程而起到治疗作用。

当机体处于病理状态时，理疗因子的作用使已经被破坏了的生理平衡得到恢复，并使机体抵抗疾病的防卫机制得到动员与增强。物理因子引起局部组织的生理反应为：局部温度升高，血管扩张，代谢增强，肌肉松弛和神经兴奋性改变。理疗因子引起机体的继发性反应是：局部加温后引起体温升高、出汗、疲乏、嗜睡等反应，能改变生理过程，提高机体非特异性免疫防御能力，从而使病理过程转入正常化状态，收到治疗效果。

理疗的效果受以下各种因素的影响。

（1）刺激的性质：理疗因子的性质，由理疗的种类所决定。不同性质的理疗因子所引起的应答反应也不尽相同，有的表现出明显的特殊性作用,例如冷或热的刺激、低频或高频电流、红外线或紫外线等,它们对机体所起的反应性质是各不相同的。各种频率的电疗(中波、短波、超短波等)由于频率不同,其生理作用也不一样,机体对每种电疗所产生的反应亦各异。即使同一种物理疗法,例如温热疗法中的湿热和干热、蜡疗中的浸蜡和盘蜡,所产生的作用在程度上也会有所差异。理疗因子具有选择性质,所以要根据不同的病情,选择适宜的物理因子,不要盲目地以为一种仪器可以包治百病。殊不知,错误地选择理疗不仅不能治病,反而会致病。

(2)刺激的强度:也就是理疗的剂量。理疗的一般规律是剂量小、作用弱,剂量大、作用强。但有些理疗也存在着某些特殊规律,它们即使在治疗量范围内,随着剂量达到一定程度时,其作用就会发生质的变化。例如小剂量紫外线有兴奋作用,而红斑量紫外线则有镇静效果,小剂量超短波和微波可使神经系统兴奋性增高,而大剂量时则使抑制加强,直流电一般阳极镇静,阴极兴奋,如电量增大、时间延长,则作用相反。这些均是因剂量不同而作用迥异的例子,治疗中必须注意。如用量不当,常常事与愿违,得不到预期的效果。

(3)理疗的疗程:在连续不断的治疗过程中,皮肤细胞和神经系统的功能状态也会随之改变,对外界理疗因子的刺激会产生适应能力,所以理疗的剂量要逐渐增加。另一方面,由于疾病的恢复和理疗作用的蓄积,有些疗法的剂量应当逐渐减少,有些疗法的剂量应始终如一。总之,要根据理疗因子的特点及疾病情况递增、递减或恒定不变,要灵活应用。

此外,不同的个体对理疗有不同的反应。因此,具体采用何种理疗、疗程如何等,均应由理疗科医师来决定。

颈椎结核怎样诊断

> 小郭是位江西山区的农民。他原来睡觉不打鼾,前段时间他妻子发现其打鼾越来越厉害,怀疑鼻子有病,去当地医院检查,结果鼻子无病,摄X线片发现了颈椎结核。

颈椎椎体结核所产生的脓液常突破椎体前方骨膜和前纵韧带,汇集在椎体骨膜的前方和颈长肌的后方。第4颈椎以上病变,脓肿多位于咽腔后方,医学上叫做咽后脓肿。第5颈椎以下病变,脓肿多位于食管后方,医学上叫做食管后脓肿。咽后脓肿巨大的,可将咽后壁推向前方,与舌根靠拢,因而患者睡眠时鼾声甚大,甚至引起呼吸和吞咽困难。不少患者就因此去就诊,才发现颈椎结核。有些患者的脓肿出现在颈部或锁骨上窝。拍颈椎X线片可显示颈椎生理曲度异常,椎体前软组织阴影增宽(因含有脓肿),椎间隙狭窄,并可以有椎体骨破坏、死骨和空洞,但已属晚期。

颈椎结核的早期症状是颈部疼痛和活动受限,伴有肌肉痉挛、僵直和姿势异常。随着疾病的发展,这些症状也日益加重,甚至出现神经根和脊髓刺激或受压的表现:如放射性颈肩痛,头的后枕部痛,不完全性四肢麻痹(无力)和大、小便功能障碍。诊断有困难者,应注意患者的全身症状,并作有关实验室检查。以下为诊断要点。

(1)全身症状:与肺结核等全身其他结核一样,具有低热、盗汗(夜间出汗)、乏力、消瘦、贫血等全身症状。儿童容易烦躁、夜间哭闹。低热一般自下午开始,而且手掌心和足底心有发热感,称为"午后低热"。

(2) 发病年龄:好发于儿童和青年。

(3) 可以做如下实验室检查协助诊断

● 贫血:血红蛋白一般在 100 g/L 以下。

● 红细胞沉降率(血沉)增高:女性正常为 20 mm/1 h(魏氏法),男性正常为 15 mm/1 h(魏氏法),血沉对判断结核病灶的活动程度和评价治疗效果很有帮助。一般说来,若血沉由正常转为不正常,则说明病灶由静止变为活动;血沉越高,病变活动越严重。但是,血沉的变化无特异性。就是说,除结核病以外,还有风湿性疾病、恶性肿瘤、心肌梗死、贫血、局限性脓肿、急性感染、败血症、胶原性疾病和内脏出血等,也可以使血沉增高,因此,只有在病程内定期观察血沉的变化,才能帮助推断病变的发展情况。另外,有些因素会影响血沉的检查结果。如妇女妊娠期血沉增高。温度过高血沉也增高;反之则降低。血液抽取后放置 3 小时以内无影响,时间过长,可使血沉降低。

● 结核菌素试验:一般用于 5 岁以下过去没有接种卡介苗的儿童。如为阴性,表明尚未患过结核病,如由阴性转为阳性,表明刚感染过结核病。在人口稠密的城市(结核菌感染率较高),以及广泛推广结核菌苗预防接种的地区,成人中结核菌素试验多数为阳性,所以成人只有阴性结果才有意义。

● 脓液结核菌培养:阳性率为 70% 左右;由于结核杆菌培养需要 1 个月的时间,诊断明确的患者不必再作培养。

● 手术探查和切取活组织检查标本:对诊断有困难的少数病例,可行手术探查,切取病变组织标本送病理检查,即将病变组织经特殊处理后在显微镜下观察(医学上称为

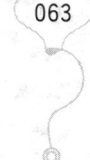

活组织检查），以便早期确诊和及时治疗。如果手术中发现冷脓肿或干酪样物质，也可以确诊为结核。

（4）合并其他结核：常常可合并肺、胸膜、肋骨或胸壁等部位的结核。

（5）X线摄片：可发现椎体、椎间隙的破坏和椎前软组织阴影。

（6）CT检查：除发现椎体、椎间盘病变外，还可以发现脊椎其他部位和椎体周围软组织病变的部位和范围，但价格昂贵，不能作为常规的检查方法。

颈椎结核如何治疗

在抗结核药物发现以前，当时对骨结核和关节结核的治疗方法是六个字——休息、营养、阳光。就是说，加强患者的营养，在阳光充足，空气新鲜的环境中进行长时间的休息。医师只能给患者作些局部或全身性的制动措施，如使用支具、石膏托、石膏管型、石膏床等，使病变部位固定，以利于愈合。因此，患者的死亡率和残废率都很高。颈椎结核更是如此，很多患者都截瘫和死亡。医师做手术不敢进入病灶，曾经有"打开病灶无异于打开死亡之门"的说法。只能做些关节外植骨、脊柱后路植骨一类的手术（都不进入病灶），以保持病变部位的稳定状态，减少畸形的产生。因为没有抗结核药物的控制而作病灶清除，会使结核扩散，加重病情，甚至导致死亡。在抗结核药物广泛应用于临床的今天，加上骨科和麻醉技术的提高，高效抗生素的应用和输血、输液技术的发展，使骨结核（包括颈椎结核）和关节结核的治疗效果大大提高，患者的死亡率、残废率大幅度下降。

治疗颈椎结核与治疗其他的骨关节结核一样，局部病

变的治疗和全身治疗相结合,开刀和不开刀兼顾,因人而异,因地制宜。现将其治疗要点总结如下:

(1) 休息:休息可以使人体的新陈代谢降低,消耗减少,有利于体力的恢复和全身情况的好转。

(2) 改善患者的营养状况:患者因发热、化脓,使体内蛋白质和维生素的消耗增多,加上食欲不佳,摄入量不足,更需积极补充营养。发热患者应给予可口、易消化、富于营养的食物。一般患者饮食不限量,每天补充 2～3 kcal 热量。对食物的要求以多品种为佳,避免偏食,这样各种营养成分可以互相补充,不致缺乏。乳类、蛋类、鱼、肉、青菜、水果等都可。粗粮中 B 族维生素比较多,故粗粮的营养价值反而比细粮要高。

(3) 抗结核药:持续用药的时间较长,如已作颈椎结核病灶清除术,术后用药需持续 1 年左右。有时可将以下 2 种甚至 3 种药物联合使用。具体每个患者用何种药,用多长时间,应由医师根据不同情况决定。

● 异烟肼:毒性低,效果好。口服:300～600 mg/d(成人)。可连续使用 0.5～2 年。关节腔内或脓肿内注入每次可用 100～200 mg。为防止或减少神经系统反应和肝功能损害(仅少数患者有),在应用较大剂量时,宜同时应用维生素 B_6。

● 链霉素:肌内注射,每天 2 次,每次 0.5 g(成人),连用 1～3 个月;或每周 2 g(成人),连用 2～6 个月;或每周 3 g(成人),连用 2～4 个月。小儿每天 15～25 mg/kg。本药的抗结核效果好,但易产生耐药性及毒性反应。最严重的毒性反应是对第Ⅷ对脑神经有毒性作用,可引起眩晕、共济失调、耳鸣、重听、耳聋等,如发现有上述症状即停药,最好定期检查听力和前庭功能。用药前应进行皮肤敏感试验,以防止变态(过敏)反应。

● 对氨水杨酸:口服或静脉点滴 8～12 g/d(成人)。可增强异烟肼的抗菌作用。常分别与上述两药合用。应注意胃肠道反应。

● 卡那霉素:肌内注射,每天 2 次,每次 0.5 g(成人)。一般 10～14 天为 1 个疗程,症状缓解后隔天 1 g。使用时注意防止听神经与肾脏损害的发生。每周查尿 1 次,如有异常,则需及时改药。

● 利福平:成人每天口服 400～500 mg,毒性小,长期服用可造成肝功能损害使丙氨酸氨基转移酶(ALT)升高。

● 乙胺丁醇:成人每天口服 25 mg/kg 体重。半年后改为 15 mg/kg 体重。长期服用可能出现视神经炎。

(4)内服中药:小金丹、六味地黄丸、阳和汤等有一定疗效。结核散制法比较简单,也有一定疗效。结核散的具体制法是:将焙干蜈蚣 1 条,研细,放入 1 个鸡蛋内,蒸熟,服之即可。

(5)局部固定:卧硬板床休息从某种意义上说能起到局部固定的作用。病变静止,脊柱稳定后可以起床活动,但也应注意休息,避免过劳。若病变静止,脊柱仍不稳定,则应选择支具或石膏等加以保护,或脊柱融合术(通过植骨,使病变脊椎的椎板、棘突和横突同病椎上、下的椎板、棘突和横突长到一起)后才可下床活动。

(6)手术:如果患者有较大的冷脓肿、经久不愈的窦道、明显的死骨或椎体空洞或脊髓压迫现象,医师就会考虑作病灶清除术。为了加强脊柱的稳定性,减少今后的复发等原因,有些病例还作颈椎植骨融合术(分前路融合和后路融合两种)。

颈椎结核有哪些预防措施

由于颈椎结核是继发病变,其中绝大多数继发于呼吸系统结核(如肺结核、支气管结核等)和消化系统结核(如肠结核、肝结核等),因此,颈椎结核的预防关键在于呼吸系统和消化系统结核的预防。而其他各种骨结核和关节结核的预防与颈椎结核的预防完全一样。

下面介绍颈椎结核预防的注意要点及有关措施。

(1)肺或肠结核患者需彻底治疗。颈椎结核与其他部位的骨和关节结核一样,是由呼吸系统和消化系统结核所继发,即这些结核患者体内的结核杆菌经血液循环到达颈椎或其他部位的骨和关节,导致该部位的结核。其中95%继发于肺结核,其次是肠结核和淋巴结核等。因此,需积极治疗开放性肺结核或肠结核,使这些病变治愈。一方面,这些患者本身可以不再继发骨和关节结核(包括颈椎结核);另一方面这些患者不再排放结核杆菌传染别人,一举两得。

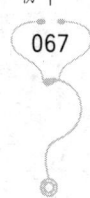

(2)阻断传染途径:① 做好结核病防治的宣传教育。改善卫生条件,禁止随地吐痰。如肺结核患者的痰液中含结核杆菌,待痰迹干后细菌随灰尘扬起,吸入他人呼吸道,害人匪浅。衣服被褥常用阳光、紫外线消毒,食器应用蒸汽煮沸消毒。尤其是结核患者的家中更应如此。② 对开放性结核患者的排出物如痰、尿、粪、脓汁等应收集消毒,除可利用煮沸消毒,阳光、紫外线照射外,还可用 70%~75%乙醇(酒精)(数分钟);5%石炭酸加等量氢氧化钠(4 小时);10%甲酚溶液(来苏水)(1~2 小时)或 20%漂白粉乳状液(2 小时)等溶液来杀灭排泄物中的结核菌。③ 在隔离方面,应将开放性结核患者集中治疗,尽量减少健康人(尤其是儿童,因为儿童特别容易被传染到)与开放性结核患者的接触。

(3)增强健康人的抵抗力:改善营养状况,加强体育锻炼,增强体质,以增强健康人的抵抗力。同时开展卡介苗的接种工作,使容易受到传染的儿童变为有抵抗力的人。

(4)彻底治疗颈椎结核及其他部位的骨关节结核患者:① 对已患颈椎结核或其他部位的骨关节结核患者,应早期治疗,预防畸形,减少截瘫或其他残疾率。② 对已患颈椎结核或其他部位的骨关节结核患者的治疗要彻底,死骨和脓肿要尽量去掉,抗结核药的应用时间应尽量长一些。病变治愈后还应注意营养,避免过劳,防止身体抵抗力下降,以降低复发率。

只要认真贯彻"预防为主"的方针,扎扎实实地做好各项工作,落实各项预防措施,相信颈椎结核和其他部位的骨关节结核一定会逐渐减少。

颈椎椎管狭窄症的病因是什么

颈椎管因骨性或纤维性增生引起一个或多个平面管腔狭窄,导致脊髓血液循环障碍、脊髓受到压迫,称为颈椎管狭窄症。根据病因,可分成4类。

(1)发育性椎管狭窄:颈椎在胚胎发生和发育过程中,由于某种因素造成椎弓发育过短,导致椎管矢状径小于正常的长度。在幼年时无症状,但随着发育过程和其内容物逐渐不相适应时,则出现狭窄症状。

(2)退变性椎管狭窄:系最常见的类型。中年以后,脊椎逐渐发生退变,其发生的迟早和程度,与个体差异、职业、劳动强度、创伤等有关。其病因主要为:颈椎间盘退变、椎体后缘骨质增生、黄韧带肥厚、椎板增厚、小关节肥大。这些因素可引起椎管内容积减少,导致脊髓受压。此时如果遭受外伤,即使轻微外伤,引起椎管某个节段骨或纤维结构破坏,使椎管内缓冲间隙减小,而发生相应节段颈髓受压。

（3）医源性椎管狭窄：系由于手术中和术后引起的椎管狭窄。主要原因包括：① 手术创伤及出血引起椎管内瘢痕组织增生和粘连；② 全椎板或半椎板切除后,瘢痕组织增生；③ 手术破坏了脊柱的稳定性,引起颈椎不稳,继发创伤性骨性和纤维性结构增生；④ 脊柱融合术后,骨块突入椎管内。

（4）其他病变和创伤所致的继发性椎管狭窄：如颈椎病、颈椎间盘突出症、颈椎后纵韧带骨化症,以及颈椎肿瘤、结核、创伤等均可引起颈椎管狭窄。但这类疾病是独立性疾病,椎管狭窄只是其病理表现的一部分,故不宜诊断为椎管狭窄症。

颈椎管狭窄症患者有哪些临床表现？怎样治疗

颈椎管狭窄症多见于中老年人。好发部位为下颈椎,其中以第4颈椎～第6颈椎水平最为多见。

颈椎管狭窄症发病较缓慢,大多数患者始发症状为四肢麻木、无力、发凉、僵硬不灵活,脚落地时有似踩在棉花毯上的感觉。四肢可同时发病,也可一侧肢体先出现症状,然后累及另一侧肢体。但大多数患者,上肢症状出现早于下肢,表现为双手麻木、握力差、持物易坠落。较重者站立及行走不稳,需持双拐或扶墙行走,严重者可出现四肢瘫痪。

可有"束腰"或"束胸"感，严重者可出现呼吸困难。大小便失禁一般出现较晚，多为大小便无力。患者一旦发病，多呈进行性加重，但病情发展速度快慢不一。

多数患者呈痉挛步态，行走缓慢、不稳。颈椎多无压痛，颈部活动受限不明显。四肢及躯干感觉减退或消失，肌力减退，肌张力增加，上、下肢腱反射亢进，Hoffmann征阳性，严重者可出现髌阵挛、踝阵挛及Babinski征阳性。如果患者有类似上述表现，应该尽早去骨科就诊。

由于目前尚无较有效的非手术疗法，手术减压是解除压迫、恢复脊髓功能唯一有效的措施。因此，本病一旦确诊，应尽早手术，特别是脊髓损害发展较快，症状较重者应尽快行手术治疗。

颈椎恶性肿瘤是否很常见

颈椎肿瘤比较少见，原发性恶性肿瘤更为少见，而恶性肿瘤多为其他部位的腺癌转移而来。根据有人对40例肿瘤患者分析结果所示，良性和恶性之比为4∶3。

骨肿瘤的病因仍不清楚，但有些病例明显与外伤、化学物质、病毒感染、内外照射和内分泌有关。从一些统计数字来看，不论是良性或恶性骨肿瘤，多发生于10～30岁之间，说明骨骼发育生长的旺盛与肿瘤的发生有关，因此，可能在骨生长和成熟过程中，机体对上述因素的刺激较敏感，以致容易演变为肿瘤或肿瘤样病变。但在颈椎肿瘤中，良性肿瘤患者的年龄在20～40岁之间为多见，恶性肿瘤患者的转移性的年龄相差较大，年龄小者27岁，年龄大者60岁左右。

颈椎肿瘤有哪些表现

恶性颈椎肿瘤的患者常表现为渐进性局部疼痛。最先为颈肩部疼痛，以转移性肿瘤患者的疼痛更为明显。可能是肿瘤侵袭神经根所致，常是第一个出现的症状，起始时较轻，呈间歇性隐痛，不容易引起患者注意，但疼痛迅速地发展成持续性剧痛，严重影响患者的精神状态。

颈椎体可能出现塌陷，颈椎不稳定或畸形，是由于肿瘤侵袭椎体或椎体遭到破坏后发生病理性骨折，常致颈部疼痛，不敢活动颈椎。

其次的表现为神经和血管受压，尤其恶性肿瘤发生机会较多，局部血管怒张。由于肿瘤向椎管内侵袭，所以不管良性或恶性，均可压迫脊髓，出现脊髓症状与体征，发生下肢截瘫或四肢不完全瘫。

良性颈椎肿瘤或肿瘤样病变的患者往往因为颈部发现肿块而就医，有时在颈后部扪及肿块，疼痛症状较轻或完全不痛。有的患者由于颈部外伤，医师给予拍片时无意中发现颈椎肿瘤（或肿瘤样病变）。

颈椎骨肿瘤如何诊断

医师常通过仔细询问病史、家族肿瘤史，并仔细进行局部和全身检查，配合各种辅助检查来作出诊断。

（1）实验室检查对某些肿瘤的诊断提供参考。如骨髓瘤，约有60％可出现本–周蛋白阳性，血清蛋白增高和异性蛋白。血清碱性磷酸酶增高提示骨肿瘤正在迅速发展，也就是肿瘤正在破坏骨组织，在转移性骨肿瘤或肿瘤复发时可出现升高。嗜酸性肉芽肿,酸性磷酸酶可升高,嗜酸性粒细胞增多。

(2)影像学检查对诊断骨肿瘤很重要。

● X线对诊断骨肿瘤是不可缺少的手段之一,但在X线片上看到颈椎破坏,则已有30%~50%的骨质遭到破坏。因此,早期在X线平片很难显示清楚。血管造影能了解肿瘤血液供应和肿瘤与血管关系,恶性肿瘤的血管比较多,血管均趋于扩张状态,但在颈椎部位比较少。

● 目前用计算机体层摄影(CT)检查,对肿瘤的诊断,特别对颈椎肿瘤的诊断很有价值。

● 了解骨质破坏的方位、严重程度及其与周围软组织关系,用磁共振成像(MRI)检查颈椎及颈椎管内肿瘤有特殊的意义,能了解肿瘤在椎管内的大小与方向及颈椎破坏压迫脊髓情况,亦能判断脊髓的病理变化,是其他检查所不能比拟的。

● 正电子发射体层摄影(PET/CT)用于头颈部肿瘤隐匿性病灶及浸润范围的诊断。可用于寻找颈部转移性肿瘤的原发病灶;还可用于头颈部肿瘤的临床分期;头颈部肿瘤放疗和化疗的疗效评价;头颈部肿瘤治疗后肿瘤复发的早期诊断等。

(3)病理检查可以明确肿瘤性质,病理组织学检查是不可缺少的诊断手段,对于肿瘤做化学治疗或放射治疗是否敏感,提供了依据。对于颈椎肿瘤较大或无法切除的,可以做活组织检查明确诊断。常用的方法有切开活检和穿刺检查。

(4)活组织检查可在肿瘤内取得较大的组织标本,尤其对已累及软组织的肿瘤,可以做冷冻切片检查,明确肿瘤性质。

（5）穿刺活检用于颈椎部位的肿瘤,虽然穿刺活检的阳性率高、可靠性大,但对骨髓瘤、脊索瘤较少采用。做穿刺时需把气管、食管推向对侧,扪及椎体前侧进针。穿刺前仔细阅读X线片,明确方法,必要时在荧光屏透视下操作。

颈椎骨肿瘤和肿瘤样病变如何治疗

手术是治疗颈椎肿瘤的主要手段,手术方法有刮除术、切除术。刮除术仅把椎体肿瘤组织刮除,切除术是把有肿瘤的椎体切除,不管刮除术或切除术,术后均应作植骨固定、骨水泥填塞固定或金属假体置换。椎体肿瘤手术后均应达到维持力学上的稳定性,防止术后出现畸形。

对有些肿瘤患者,术后可结合使用化学药物治疗（化疗）和放射治疗（放疗）。例如,骨髓内小圆细胞肉瘤对化疗和放疗均较敏感,能获得较好效果。颈椎血管瘤（属于肿瘤样病变）、骨巨细胞瘤、脊索瘤术后作放疗可抑制肿瘤细胞发展,减少复发。

人白细胞干扰素对骨髓瘤、子宫颈癌或乳腺癌转移到颈椎的癌均有抑制作用。肿瘤切除术后,用单克隆抗体治疗,对消除残留下来的小转移病灶和防止癌的再发有一定的作用。

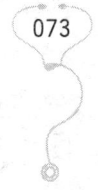

颈椎椎体骨巨细胞瘤是良性还是恶性？ 如何诊断

颈椎肿瘤中,骨巨细胞瘤比较常见。它的属性,以往根据病理分级,认为Ⅰ级为良性,Ⅱ级为介于良恶性之间,

Ⅲ级为恶性。现在多数学者认为它有潜在恶性，不能与一般的良性肿瘤同等看待，甚至有人将其归于恶性骨肿瘤中。大多数学者认为它来自骨髓未分化的结缔组织细胞，也有不少人认为来自破骨细胞，因此有"破骨细胞瘤"之称。少数人认为这种肿瘤与破骨细胞无关，因为肿瘤中的多核巨细胞和破骨细胞不一样。由于认为骨巨细胞瘤的多核巨细胞和破骨细胞的超微结构特征相似，即均有褶边和外浆层和透明区，因此还应当考虑破骨细胞的来源。

骨巨细胞瘤没有纤维包膜，但有一层富含胶原纤维的外壁，肿瘤在椎体内可向四周扩张生长。如果骨巨细胞瘤生长迅速破坏椎体皮质骨，在软组织内浸润生长，可直接浸润肌肉组织。但是，骨巨细胞瘤很少会直接侵犯椎体的软骨板，因而不会直接延伸至邻近椎体。

在骨肿瘤中，骨巨细胞瘤的发病率较高，仅次于骨软骨瘤。在个别地区的统计中，骨巨细胞瘤占第一位。在性别上无明显差异。好发年龄为20～40岁，年轻者发病较少。根据复旦大学附属华山医院统计，在颈椎骨巨细胞瘤中，最年轻者为18岁。早期症状为疼痛，呈间歇性，常放射至颈肩臂部，颈椎活动受限，出现僵硬感。

在X线片上，典型的骨巨细胞瘤呈肥皂泡沫样的囊肿样阴影。肿瘤位于骨骺端，为偏心性溶骨病损，逐渐向周围膨胀，破坏皮质骨，侵入颈周围软组织内，但不穿透椎体上、下软骨面。肿瘤浸润软组织后，在颈部形成包块，臂丛神经受压，出现两侧上肢或一侧上肢不完全性瘫痪。CT检查可以明确肿瘤浸润范围、累及周围软组织情况和肿瘤与毗邻血管神经间的关系。由于椎体膨胀，硬脊膜受压情况也能显示。MRI检查能了解颈椎的病理与正常组织界限、椎体压迫硬膜囊情况及硬膜囊与脊髓的病理变化。

颈椎椎体骨巨细胞瘤如何治疗

骨巨细胞瘤是一种潜在恶性的肿瘤,因此在采取手术治疗时应尽量争取彻底切除。但在颈椎很难达到彻底切除,对颈椎巨细胞瘤尚未侵犯软组织时可采用以下3种方法:① 单纯刮除后自体植骨术;② 肿瘤椎体刮除后,骨水泥填塞,利用骨水泥散发的热量对剩余的肿瘤细胞抑制或杀灭;③ 肿瘤椎体作大块切除,置入人工椎体。

3种方法术后均需保持颈椎的稳定性,也可以对后方进行牢固的融合。对于颈椎的骨巨细胞瘤伴有四肢不完全性截瘫者,以及周围软组织有广泛浸润者,在可能的范围内无法清除肿瘤,可以先进行放射治疗。

放射治疗对骨巨细胞瘤有抑制作用,可用于因各种原因不能手术者,或手术后的辅助治疗。照射剂量一般不超过20~30 Gy。治疗后应严密观察其恶性变。化学药物治疗效果不显著。

哪些癌可转移到颈椎? 转移途径如何

颈椎恶性肿瘤中绝大部分是转移性的,原发性恶性肿瘤极少见。转移至颈椎的恶性肿瘤主要为腺癌,如乳腺癌、宫颈癌、肾癌、甲状腺癌、肝癌、肺癌、前列腺癌等。这些腺癌转移率高达85%,故有人又称这种转移性腺瘤为"嗜骨性肿瘤";有些发生于皮肤、口腔、扁桃体处的癌肿很少侵及骨骼,称为"厌骨性肿瘤"。

主要转移途径为通过血液循环转移(医学上叫做"血行

转移")。血行转移时,癌细胞可弥散至全身,形成多发性转移灶,但椎体上可先形成,这可能与脊椎静脉系统位于硬脊膜和脊椎周围的无瓣静脉丛有关,一方面独立于腔静脉、门静脉和肺静脉;另一方面有交通支与上、下腔静脉连系。脊椎静脉系统内的血流缓慢,甚至可停滞和逆流,颈椎远离上、下腔静脉,血流速度更加缓慢,癌细胞在椎体静脉内更容易停留,形成转移性肿瘤,而原发性癌灶却很小,未能引起临床症状。沿淋巴道转移的极少见。

颈椎转移性肿瘤有哪些临床表现

颈椎转移性肿瘤多发生于40岁以上的患者,但近来文献报道,也有年轻妇女,如卵巢癌早期发生颈椎转移。在因各种癌而产生颈椎转移性肿瘤的患者中,男性多于女性。转移好发部位以第6颈椎为多,其次为第5颈椎和第7颈椎,但也有转移至第2颈椎的。

颈椎转移性肿瘤的症状与原发癌的性质、发病部位、生长速度及其并发症有关。

早期时可出现隐痛,逐渐加重,夜间为甚,服用止痛片不能缓解疼痛,主要为颈、肩、臂疼痛。疼痛原因:① 肿瘤直接压迫神经;② 椎体破坏,发生病理性骨折,颈椎不稳定或畸形,骨性组织压迫神经;③ 肿瘤在椎体内膨胀,内在压力的增高所引起的疼痛。其次表现为手指麻木,颈项僵直,颈椎活动受限。只有50%的患者能找到原发癌的部位。许多患者以转移的症候为主;部分患者可根据转移癌病理检查,寻找原发癌的存在。

颈椎转移性肿瘤如何治疗

颈椎转移性肿瘤可以施行颈椎肿瘤切除,之后以金属假体置入或骨水泥填塞,保持颈椎术后在力学上维持稳定,防止畸形发生。手术治疗主要为减轻或消除患者的颈、肩、臂疼痛,在有限的生命期内,减轻痛苦。

术后病理组织学检查,明确转移癌的性质,有时根据病理组织学检查结果,寻找原发病灶,进行化疗或放疗。如乳腺癌的颈椎转移,可选用睾酮;前列腺癌的颈椎转移,可选用雌二醇(求偶素)。

对于不能明确原发癌病灶者,可选用毒性较低,抗癌作用较广的药物。因为颈椎转移性肿瘤大部分为腺癌,可用环磷酰胺、长春新碱、多柔比星等或联合应用。个别病例有时选用放射治疗也能奏效。中草药对颈椎转移性肿瘤有抑制作用,不但对局部,对全身其他部位的癌灶也起抑制作用。

总之,综合性治疗可延长患者的生命。

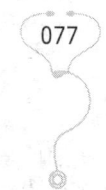

颈椎骨折脱位如何治疗

不同类型的骨折脱位治疗方法不同,简述如下。

(1)对颈椎半脱位病例,在急诊时往往难以区别出有关韧带是完全性撕裂或不完全性撕裂,为防止产生迟发性并发症,对这类隐匿型颈椎损伤应予以石膏颈围固定3个月。虽然对韧带一旦破裂,愈合后能否恢复至原有强度仍有争论,但早期诊断与固定无疑对减少迟发性并发症有很大的好处。有时CT或MRI有助于确定有无韧带损伤。对出现后期颈椎不稳定与畸形的病例可采用经前路或经后路的脊柱融合术。

（2）对稳定型的颈椎骨折，例如轻度压缩的可采用颌枕带卧位牵引复位[图4]。牵引重量3 kg。复位后用头颈胸石膏固定3个月。石膏干硬后可起床活动。压缩明显的、第1颈椎前后弓骨折和有双侧椎间关节脱位者可以采用持续颅骨牵引复位再辅以头颈胸石膏固定[图6]。牵引重量3～5 kg，必要时可增加到6～10 kg。及时摄X线片复查，如已复位，可于牵引2～3周后用头颈胸石膏固定，固定时间约3个月。有四肢瘫者及牵引失败者须行手术复位，必要时可切去交锁的关节突以获得良好的复位，同时还须安装内固定物。

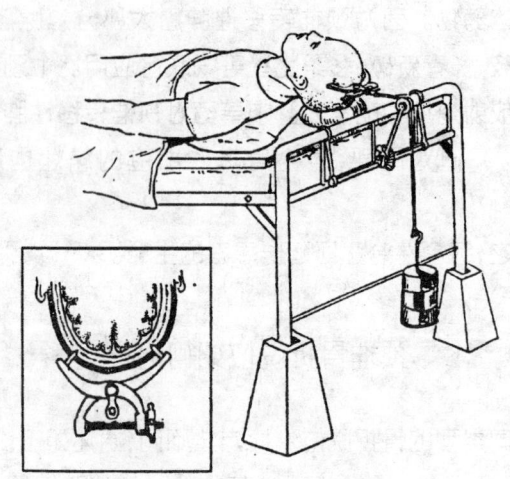

图6　持续颅骨牵引复位

（3）单侧小关节脱位者可以没有神经症状，特别是椎管偏大者更能幸免，可以先用持续骨牵引复位，牵引重量逐渐增加，从1.5 kg开始，最多不能超过10 kg，牵引时间约8小时。在牵引过程中不宜手法复位，以免加重神经症状。

复位困难者仍以手术为宜,必要时可将上关节突切除,并加做颈椎植骨融合术。

(4) 对爆裂型骨折有神经症状者,原则上应该早期手术治疗,通常采用经前路手术,切除碎骨片、减压、植骨融合及内固定手术。但该类病例大部病情严重,有严重并发伤,必要时需待情况稳定后手术。

(5) 对过伸性损伤,大多采用非手术治疗。特别是损伤性枢椎(第2颈椎)椎弓骨折没有移位,且无神经症状者,可采用保守治疗,牵引2～3周后上头颈胸石膏固定3个月;有移位者应作颈前路第2颈椎～第3颈椎间植骨融合术。而对有脊髓中央管周围损伤者一般采用非手术治疗。有椎管狭窄或脊髓受压者,一般在伤后2～3周时做椎管减压术。

颈椎骨折脱位引起的截瘫能治好吗

某青年是某地受人雇佣的装卸工人,3年前因从卡车上跌下致颈椎压缩性骨折伴截瘫,在当地医院两次手术仍截瘫,特来上海治疗。医师给予做磁共振成像检查,片上清楚地显示脊髓已断。他期望有一丝希望能治好截瘫,可是医师摇摇头,小伙子禁不住流下了伤心的眼泪。

脊柱骨折或脱位以后,移位的椎体或突入椎管的骨片可压迫脊髓或马尾神经(椎管内的那条"总神经",第2腰椎以上叫脊髓,以下叫马尾)。根据损伤部位的高低及损伤程度轻重的不同,分为截瘫(下半身瘫痪)、四肢瘫、不完全性瘫痪或完全性瘫痪。瘫痪能否治好要看具体伤情,主要看脊髓或马尾本身的损伤程度,其次才是正确和及时的治疗。瘫痪大致可分为以下几种情况。

(1)脊髓震荡(又称脊髓休克):脊髓受强烈震荡后,可有暂时性的功能抑制,发生传导障碍,可为完全性或不完全性的损伤平面以下瘫痪。经过治疗,常在数小时至数日后大部分恢复,最后可完全恢复。

(2)脊髓受压:如能及时解除压迫,脊髓功能可部分或全部恢复。解除压迫有不开刀的闭合复位和手术两种方法,视具体情况而定。若治疗不及时,压迫时间过久,脊髓可缺血、变性,即使解除压迫,瘫痪也不能恢复。

(3)脊髓受破坏:分为断裂伤(完全性和不完全性)及挫伤。完全性断裂伤至今无有效治疗方法;不完全性断裂伤,经治疗可望恢复未断裂那部分脊髓的功能。挫伤能恢复部分功能,但有时术中外观虽完整,但脊髓内部可有出血、神经细胞破坏和神经纤维撕裂,瘫痪恢复常不理想。

(4)脊髓和神经根合并损伤:脊髓横断后不能再生,功能不能恢复。神经根可以再生,故若神经根损伤不严重,而且脊髓也仅部分损伤,经过神经再生,可望经过治疗有功能恢复。若支配髋、膝关节的重要肌群的功能得以恢复,患者还能行走。

(5)马尾神经损伤:大部分马尾损伤都不是完全断裂,断裂后经过缝合,可以再生,能够完全或部分恢复功能。

脊髓损伤给患者带来的痛苦是巨大的。若为完全横断,损伤平面以下感觉全无,肢体完全不能活动,大小便失禁,将是一辈子如此。

对截瘫患者怎样做家庭护理

徐大妈的儿子外伤性截瘫,经医院手术后回家养病,徐大妈不知如何护理。街道居民委员会有位工作人员热心地向她推荐可向隔壁弄堂的吴女士请教。居委会知道吴女士的母亲因车祸致截瘫已10个年头,全靠姐妹四人请事假或调休,轮流护理母亲,10年来既不发生褥疮,也少有尿路感染,左邻右舍都夸她们的一片孝心,而护理中的技术指导当然是在医院当护士的吴女士。晚上,徐大妈来到吴女士家,吴女士便在母亲的床旁耐心地一一辅导。

作为患者的子女或亲属,应该在护理中不怕脏、不怕累,细心和耐心地照顾好,并要掌握好以下一些基本知识。

(1) 防治呼吸道感染:四肢瘫的患者因肋间肌无力,有时呼吸困难,长期卧床易并发坠积性肺炎。截瘫患者虽大部分无呼吸困难,也要经常注意翻身,鼓励患者做深呼吸运动,按腹咳嗽,将痰咳出,减少坠积性肺炎的发生。

(2) 保护皮肤和防治褥疮:截瘫患者皮肤失去知觉,长期卧床,骨隆突部位长期受压(如骶尾部等),使受压部位皮肤红肿、溃破,长期不愈合,有的向深部溃烂,形成褥疮。大而深的褥疮可引起感染,大量渗出物使体液丧失,导致感染性休克甚至死亡。为防治褥疮,要不分昼夜地每2小时翻身1次,以避免皮肤受压过久。此外,还要保持皮肤干燥,用乙醇(酒精)擦洗并用滑石粉按摩受压部位。与人体接触部位的垫褥要铺得平软,在一些骨突部位,如骶骨、髂骨嵴、

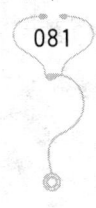

足跟、肩胛骨等处,应注意用棉花、软垫、气圈垫好,使其悬空,避免受压。要避免因大小便引起的污染和潮湿,一旦污染及时更换。定期为患者洗脚、擦澡,保持皮肤干燥、清洁。保持骨突部位的干燥、清洁和正常血液循环,是预防发生褥疮的两个关键措施。已经发生褥疮的要定期换药。深的褥疮要请医师及时剪去坏死组织,用920油膏、生肌八宝散或中药粉(冰片1份、黄丹粉2份、滑石粉3份,研末混合消毒)治疗。

(3)防治泌尿道感染和结石:截瘫患者对小便不能自己控制(即失禁),需长期留置导尿管在膀胱内(医学上叫留置导尿或保留导尿)。为防止膀胱过度扩张或缩小,应间歇放尿,白天4小时1次,夜间每6小时1次。鼓励患者多饮水,争取每天3 000 ml以上。每天进行膀胱冲洗2次。每周更换导尿管1次。有尿路感染者,可口服中草药治疗(蒲公英、金银花、金钱草、车前草各50 g,水煎成500 ml,每天1剂,分3次服)。必要时加用抗生素。

(4)大便的管理:长期卧床的截瘫患者常有大便失禁或便秘的情况。对便秘者,应作腹部按摩,促进肠蠕动和肠内容物移动。若2~3天未排便,可口服缓泻剂,如液体石蜡、酚酞、豆油;或番泻叶冲水饮用;或用单味大黄15~20 g煎服;或服麻仁丸,也可灌肠。若6~7天以上未排便者,粪便已很干结,不易排出,需戴橡皮手套后用手指挖出。对大便失禁的患者,除控制饮食以外,应保持大肠空虚,定期进行彻底洗肠,必要时可口服小剂量阿片酊,如10%颠茄合剂5 ml,每天2~3次,并使养成定时排便的习惯,一旦大便排出体外,应及时清洁处理。

(5)功能锻炼:对瘫痪的肢体,每天被动活动数次至数十次,每次活动都要达到正常活动范围,为可能恢复的肢体功能和下地活动创造条件。否则就会在神经功能恢复时,肌肉已经萎缩,关节已挛缩和畸形,不可能使肢体恢复功能。这正如在长期断电期间不注意保养机器一样,电源再来时,机器的齿轮之间已生锈,马达也无法开动,机器的功能不能发挥。等到病情允许离床时,应尽早离床活动。

锁骨骨折如何诊断和治疗

赵大爷带着孙女去公园里玩,其孙女一路上蹦蹦跳跳,好不高兴。突然,孩子被一块石子绊倒,以手撑地,由旁人扶起后照样逛公园,就是不愿活动右上肢。晚上回家,孩子告诉母亲,其母很细心地观察右上肢,无任何异常发现。临睡前母亲为其脱衣服,一提其右手就哭吵,叫痛,但因孩子小,说不清痛在何处。无奈,母亲只好带她去医院急诊,拍片发现右锁骨青枝型骨折,医师给予用"8"字形绷带包扎处理。

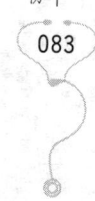

锁骨位于颈根部前方与上胸部交界处。锁骨骨折较为常见,常在跌倒时肩部着地或以手撑地而引起骨折,多发生于小儿,易断于锁骨中段,其次是中1/3与外1/3交界处。骨折断端除有重叠畸形外,内侧骨折端易向上、向后移位,外侧骨折端易向下移位[图7(1)]。小儿由于骨头富于韧性,往往不会完全断掉,而是折弯,医学上称为青枝型骨折,好似被折弯的柳枝一样[图7(2)]。

本病的诊断依据有受伤史,骨折局部肿胀,活动受限,并有压痛,可摸到骨折内侧端向上向后高突畸形。成年患

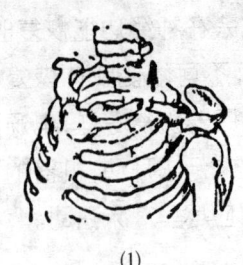 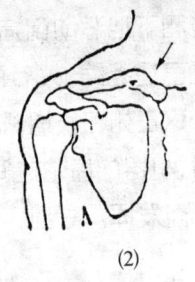

(1) 锁骨骨折典型移位情况；
(2) 青枝型锁骨骨折呈弩弓状（箭头所指处）

图7 锁骨骨折示意图

者为了减少疼痛，常用健侧的手托住患侧的肘部，患侧肩部低于健侧并微向前倾斜，头偏向患侧，下巴转向健侧。小儿青枝型骨折症状不明显，但患儿多不愿活动上肢，如穿衣伸袖，上提其手或从腋下抱起，常见啼哭或叫痛。

不管小儿或成年人，如骨折无移位或轻度移位均不必复位。有明显移位者可手法复位。儿童可用"8"字形绷带包扎，成人用"8"字形石膏固定。固定时间为4～6周；儿童根据年龄而定，一般年龄越小，骨折愈合越快，固定的时间越短，有时仅需1～2周。

对骨折有移位，经手法复位后X线片证实复位不满意的患者，应予手术复位内固定。

何谓臂丛神经血管卡压综合征

臂丛神经血管卡压综合征又称胸廓出口综合征，是指胸腔上口处锁骨下动、静脉和臂丛神经受压引起的症群。已经发现锁骨下血管和臂丛神经被钳夹在以第1肋骨为一叶，以锁骨或前、中斜角肌和颈肋等为另一叶的"钳子"之间,造成压迫而出现症状。常见的原因有:① 颈肋:是一种先天性异常。正常人第1胸椎起才有肋骨,但有些人第7颈椎起就有肋骨;② 第7颈椎横突过长;③ 前或中斜角肌止点异常、肥大或痉挛等;④ 锁骨与第1肋骨间的间隙过于狭窄而使锁骨下血管和臂丛神经受压,也可能与发病有关;⑤ 过度外展上肢。

本病的常见典型症状众多,主要有患侧颈肩部和臂部疼痛,可向手的尺侧(小指一侧)放射,有的则为发麻、沉重感。常因手或上肢持续活动而加重,严重者可有手部肌肉萎缩,握力减退,精细协调动作不灵活。特别是手部的精细活动,如结绒线、绣花、执笔写字等感到困难。患侧上肢伸展及外旋运动,如举物、背物或提物时均可使疼痛加重;在上臂贴胸并肘关节屈曲时疼痛减轻。若锁骨下动脉受压,能引起手部皮肤发冷、颜色苍白、麻木和桡动脉脉搏减弱(严重者消失);静脉受压能引起患肢肿胀、颈根部及肢体静脉怒张。还可以做这样的试验,即嘱患者取坐位,双手放在双膝上,使头转向患侧,抬高下颌部并使颈部过度向后伸展,然后深吸一口气,再做屏气动作,患侧桡动脉减弱或消失者,能证实本病的存在。

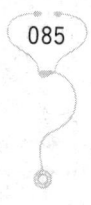

医师常给患者拍X线片,如有颈肋或第7颈椎横突过长,加上有上述表现,诊断为本病一般无问题。必要时可进行肌电图检查。需与颈椎病、颈神经根炎、臂丛神经炎、运动神经元性疾病等相鉴别,以免误诊。

治疗分保守治疗和手术治疗两种。保守治疗就是对症状较轻或初发患者可先行非手术治疗,如服用神经营养药物[甲钴胺(弥可保)和维生素 B_1]及非甾体消炎止痛药等。神经妥乐平是将牛痘疫苗病毒接种到家兔皮肤中,从发生炎症的皮肤中提取出来的非蛋白性生物制剂。疗效确切,对慢性疼痛,尤其是神经病理性疼痛,以及冷感、麻木等神经症状有显著疗效。实验表明,它对神经有修复作用。也可在颈根部进行理疗或封闭疗法。颈肩部肌肉锻炼,例如做挺胸耸肩动作锻炼能加强提肩胛肌肉的力量,使肩部保持正常的位置。尤其在检查时病侧肩部较低或双肩均呈下垂型的患者,此锻炼有一定效果。适当休息,减少上肢过度外展及提重物之类的动作。

病程长,保守治疗无效而症状重,尤其是肌肉萎缩者可采取手术治疗。常见萎缩的肌肉是手部大鱼际肌(手掌心拇指根部隆起之肌肉)、小鱼际肌(手掌小指侧肌肉)和掌骨之间的骨间肌。可根据患者的具体情况作第1肋骨切除术、前斜角肌切断术和颈肋切除术等。手术后大多在短期内可以有明显好转。

肩关节周围炎与"冻肩"如何鉴别

人类自直立行走以来,肩胛成为一处天然的负重部位,同时还要为手臂的活动提供一个坚实的基础。因此,人们形容一个挑大梁的人——重任在肩;而讽刺某位不负责任的人则是——没有肩胛。某君54岁,年富力强,担任某研究所所长,可谓重任在肩,且工作起来似有使不完的劲,然而近来他的肩胛不争气,肩关节活动逐渐受限,使他不得不经常往医院跑。问医师到底是患什么病,有的说肩周炎,有的说"冻肩",讲法不一,实在令其烦恼。

肩周炎全称肩关节周围炎,是肩部疼痛最常见的原因。发病年龄以50~60岁最多见,40岁以下的很少见。男女比例约为1：3。一般由肩关节周围的滑液囊、韧带、肌肉、肌腱或神经的病变引起。也可继发于上肢骨折治疗后,较长时期石膏固定或缺少上肢功能锻炼者。本病患者肩关节活动逐渐受限,甚至完全消失,故有"冻结肩"或"冻肩"之称,俗称"漏肩风"。

本病发病缓慢,一般无任何外伤,有的患者可能在肩部或上臂有小的外伤史。最初的症状是肩关节疼痛,肌肉无力,活动障碍,疼痛为最明显的症状,呈持久性,夜间影响睡眠。此种疼痛可引起持续性的肌肉痉挛。疼痛和肌痉挛可局限在肩关节,也可放射到头后部、前胸部、肩背部,甚至放射到整个上肢和手腕部,但最常见的疼痛部位在肩前、肩外侧或肩后。疼痛的性质多为酸痛。在疼痛出现的最初,肩关节活动正常。以后关节活动逐渐受限：先是向外侧举高梳头(外展)或用手摸裤袋及向后摸背(内旋)的动作不方便,继以肩部的疼痛增加,最后肩关节活动发展为完全消失。常可在肩前、肩外侧或肩后找到压痛点。有的患者由于担心自己的病情,往往表现出情绪不佳,而且喜欢用另一只手保护患肢。如果让他活动一下肩关节,他动作很小心,唯恐引起疼痛。

根据上述临床发展过程与表现,肩周炎的诊断一般并不困难。由于肩周炎的病理变化早期发生在肩关节囊,即关节囊收缩变小,故以往有人做肩关节造影,用以说明肩关节的容积减少,从而协助诊断,目前看来无此必要。但主张拍一张肩关节正位片,以除外肩关节其他骨质病变引起的肩痛。肩关节周围炎患者的X线片仅有肱骨头骨质疏松的表现。

如何预防和治疗肩关节周围炎

任何疾病都应该预防为主,肩周炎也不例外。由于其发病与肩关节受寒、受潮湿或外伤有关,所以预防应从这些方面着手。首先,应该防止肩关节软组织劳损,并避免肩关节和上肢外伤性骨折。因为骨折后石膏固定较长时期,拆除石膏后又缺少功能锻炼,是肩周炎的常见原因。平时注意肩部保暖,防止受潮湿。其次是睡眠的姿势避免固定一侧侧卧,致使在下面的一侧受压。最后,据有的专家介绍,如果年龄允许,每天坚持作引体向上锻炼也有预防肩周炎的作用。做肩关节回旋操练,既能预防,又有治疗作用。

在治疗方面,如果有明显的局限性压痛点,可以采取"局封"(俗称打可的松)。肩关节的活动练习为治疗中必不可少的部分,不但对于肩关节活动有障碍者,而且在发病之初就应积极进行。理疗和针灸也有一定疗效。疼痛较明显者,可口服非甾体消炎止痛药物。麻醉下手法推拿对肩关节僵硬的治疗并非必需,在疼痛已经消失而运动没有恢复的病例中可应用,但手法必须轻柔。若上述保守治疗无效,有的医师主张作痛点软组织松解术,但一般无此必要。本病有自愈倾向,不管治愈或自愈,痊愈后也可再复发。经过治疗,恢复得最好的患者肩关节活动可达到正常或接近正常,最差的个别患者可能完全强直。当然,未经治疗的自愈者,肩关节活动较差。

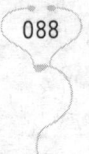

肩关节结核如何诊断及防治

肩关节结核一般有较长时间的肩关节酸痛,活动受限,肩部前、后方或外侧有压痛等，与肩周炎相似，故早期常被患者忽视或被医师误诊。拍X线片或许对诊断有帮助，早期可见关节囊肿胀、骨质稀疏，关节间隙增宽或狭窄，边缘不整齐等。有些患者有骨质破坏。如果肩关节部位肿胀而无外伤等明显原因，不要忘记去医院拍一张肩关节X线片。

若诊断有困难，应注意有无盗汗、低热等全身症状，并做有关实验室检查。

本病的治疗也与颈椎结核一样，分为全身治疗与药物治疗。非手术治疗无效者应进行病灶清除术，术前和术后都要采取抗结核治疗。注意术后尽早进行肩关节功能锻炼。晚期全关节结核患者行病灶清除、肩关节融合术，术后用肩"人"字石膏或支具固定肩关节于功能位3~5个月。肩关节结核的预防同颈椎结核。

哪些骨肿瘤可引起肩部疼痛

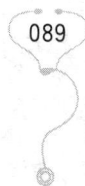

发生于肩胛骨的关节盂、肱骨上端及肱骨干上1/3的骨肿瘤，可引起肩部疼痛。常见的良性骨肿瘤有软骨瘤、骨软骨瘤（又叫做骨疣）、骨瘤等。良性的肿瘤样病变有骨纤维异常增殖症（又称为骨纤维结构不良或骨纤维异常增殖症）、骨囊肿、动脉瘤性骨囊肿、嗜酸性肉芽肿。恶性骨肿瘤有骨肉瘤、软骨肉瘤、骨巨细胞瘤（是一种潜在恶性的骨肿瘤）、尤文肉瘤和骨转移癌。有关这些良、恶性骨肿瘤和肿瘤样病变的临床表现、诊断和治疗措施，读者可查阅其他书籍。

肩关节有弹响怎么办

肩关节活动时有响声,在医学上叫弹响肩,日久后可成为肩部疼痛的一种原因,但疼痛并不严重。

弹响肩的原因有二:一是肩关节运动过程中出现暂时的半脱位,继续运动时又自行复位而出现弹响;另一种是肩关节内或周围出现异常的软组织条索,如肌肉、肌腱的异位,异常肌肉等,在骨突上滑过时出现弹响。

如果肩关节活动时产生响声的时间较短,疼痛又很轻或无疼痛,可不必处理,暂时观察。若时间较长,症状较重,可适当休息,并采取"局封"(俗称打可的松)治疗,也可行理疗。若已经找到明确的弹响原因,上述各种方法无效,医师认为可以手术的则手术治疗。

冈上肌腱断裂后有什么表现?该怎么办

每一块骨骼肌都由肌腹和肌腱两部分构成。肌腹主要由横纹肌纤维组成,色红,柔软,有收缩能力。肌腱主要由平行的胶原纤维束构成,色白,强韧而无收缩能力,位于肌腹的两端,肌腹以肌腱附着于骨头。冈上肌属于骨骼肌,也有肌腹和肌腱(即冈上肌腱)。冈上肌位于肩背部斜方肌的深面。它起自肩胛骨的冈上窝,肌束向外经肩峰和喙肩韧带的下方,跨越肩关节,通过冈上肌腱,止于肱骨大结节的上部。冈上肌和三角肌一样,具有使肩关节外展的作用,当肩部高举外展时,冈上肌腱经常受肩峰和喙肩韧带的磨损,发生慢性炎症,致使退行性变。当肩关节在外展位骤然内收时,甚至可断裂。

本病多见于40岁以上从事重体力劳动者,尤其好发于45~65岁者,男多于女。新鲜外伤性冈上肌腱断裂容易被忽略,贻误治疗。因此,患者对此病有所了解有利于协助医师早期诊断。

冈上肌腱断裂时肩部感到尖锐疼痛,经数小时缓解后多再次出现剧痛,肩外侧肱骨大结节处有压痛。在有压痛的断裂处,可触及沟状凹陷,肩外展时有时可听到"咿轧"音,此时患者感到疼痛。急性损伤者可有局部肿胀,皮下出血。患者无力抬举上臂,上肢的自动上举运动不能达到水平位以上。但如果先由他人将患者上臂被动抬高到水平位(外展90°)后,患者能自动再向上举。时间一久,患者能自己体会用各种方法来使上臂外展,但实际上不是真的外展。大多先转动肩胛骨,然后推动上臂,到90°附近,再由肱骨本身外展,这种反常动作,医学上称为"肩上臂外展节律混乱"。

对急性冈上肌腱断裂者,用上臂外展支架或胸肱石膏固定,使上臂外展90°,外旋60°,此位置能使断裂的冈上肌腱两端最靠近,利其愈合。固定3~4周后拆除固定,开始肩关节功能锻炼,并辅以理疗。陈旧性冈上肌腱断裂,若患者较年轻,可手术缝合断裂的肌腱。

急性化脓性肩关节炎如何诊断

本病一般不难诊断,患者有高热、寒战、外周血中白细胞增高及血培养有细菌生长。肩关节局部皮肤发热、疼痛、肿胀,关节活动受限。关节穿刺抽液检查:早期关节液混浊,晚期呈脓液,涂片后作显微镜检查可发现大量白细胞和细菌。如果拍肩关节X线片,早期可见关节肿胀,稍晚可见

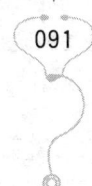

关节间隙狭窄,软骨下骨稀疏和破坏,晚期关节间隙消失。

急性化脓性肩关节炎如何治疗

由于急性化脓性肩关节炎的致病菌大多为溶血性金黄色葡萄球菌,故应该联合应用抗生素。可选用一种针对革兰阳性球菌的抗生素,而另一种则为广谱抗生素,待检查出致病菌后再予以调整。

根据患者的不同情况,还可采取以下各种不同的治疗措施。

(1) 关节腔内注射抗生素:每天做1次关节穿刺,抽出关节液后,注入抗生素。如果抽出液的性状逐渐变清,且局部症状和体征缓解,说明治疗有效,可以继续使用,直至关节积液消失,体温正常。如果抽出液变得更为混浊甚至成为脓性,说明治疗无效,应改为灌洗或切开引流。

(2) 经关节镜灌洗:在关节镜直视下反复冲洗关节腔,清除脓性渗液、脓苔与组织碎屑,灌洗干净后在关节腔内留置敏感的抗生素,可望减轻症状。

(3) 关节腔持续性灌洗:适用于表浅的大关节。在关节的两侧经穿刺套管插入两根塑料管或硅胶管留置在关节腔内。退出套管,用缝线固定两根管子在穿刺孔处皮肤边缘,以防管子脱落。或在关节镜灌洗后在关节内置放两根管子。一根为灌注管,另一根为引流管。每天经灌注管滴入抗生素溶液 2 000~3 000 ml。当引流液转为清晰时,经培养无细菌生长后可停止灌洗,不要拔除引流管,仍继续吸引数天,如引流量逐渐减少至无引流液可吸出,而且局部症状和体征都已消退,可以将管子拔出。

(4) 关节切开引流:适用于较深的大关节,穿刺插管难以成功的部位。在肩关节,有时应该及时作切开引流术。切开关节囊,放出关节内液体,用生理盐水冲洗后,在关节腔内留置2根管子后缝合切口,按上法做关节腔持续灌洗。关节切开后若以凡士林油布或碘仿纱条填塞,往往引流不畅而成瘘管,不宜采用。

(5) 为防止关节内粘连,尽可能保留关节功能,可做持续性关节被动活动:在对病变关节进行了局部治疗后即可将肢体置于上肢功能锻炼器上,做24小时持续性被动运动,开始时有疼痛感,很快便会适应。至急性炎症消退时(一般在3周后)即可鼓励患者做主动运动。没有上肢功能锻炼器时,应将局部适当固定(用石膏托固定)或用皮肤牵引,以防止或纠正关节挛缩。3周后开始锻炼,关节功能恢复往往不甚满意。

肱骨外科颈骨折分哪几种类型? 治疗有什么区别

姜大妈2年前左侧肱骨外科颈骨折,医师仅将其患肢用三角巾悬吊2周,以后就开始肩关节小范围活动,随着时间的推延,她遵循医师的嘱咐,逐渐增加活动的范围,结果她的肩关节活动完全恢复正常。姜大妈逢人就讲,给她治疗的医师技术如何高明。这次她再次跌跤,造成右侧肱骨外科颈骨折,在同一家医院治疗,但姜大妈对这次治疗大为不满。用她自己的话说,医师给她手法复位时在透视下左拉右拉,最后上了石膏。尽管4周后拆掉石膏,右肩关节活动坚持锻炼,至今已骨折后3个月,右手仍旧举不高,不能梳头。她总以为这次没碰上好本事的医师。任凭医师根据以前的病史记载给她作解释,说明两次骨折的情况大不一样,但她总是不信。

姜大妈2年前左侧肱骨外科颈骨折无移位,而第二次右侧肱骨外科颈骨折是内收型,有明显移位成角畸形,治疗难度大不相同。医师把她2次骨折的X线片都借出,对着读片灯讲给她听,又把她子女叫来,总算消除了她的不满情绪。

肱骨上端与肱骨干(又叫肱骨体)交界处较细,是骨折的易发部位。由于常需骨科医师处理,故称肱骨外科颈。骨折多为间接暴力造成,如在摔倒时手和肘部首先着地,外力沿纵轴向肩部冲击,传导到较为薄弱的肱骨外科颈致骨折。

该骨折可分为3种类型:无移位骨折,仅有裂缝;外展型骨折,骨折远端外展,骨折近端相应内收,两骨折端之间往往相互嵌插;内收型骨折,与外展型相反,骨折远端内收,骨折近端外展。前两种属于稳定型骨折,第三种属不稳定性骨折,且大多数向外成角畸形。

各种类型的骨折治疗的差别很大。无移位的骨折用三角巾悬吊患肢2~3周,早期开始肩关节功能锻炼。外展型骨折端嵌入者,无需复位,可用三角巾悬吊患肢3周。有重叠移位时应手法复位,并以石膏或夹板固定。内收型骨折,若骨折端有嵌入,成角畸形不严重者,也可用三角巾悬吊。有移位者也是手法复位,石膏或夹板固定。不管内收型还是外展型骨折,手法复位失败者就应手术,用钢针(医学上叫克氏针)或螺丝钉固定。

怎样减少肱骨外科颈骨折后肩部疼痛的后遗症

老李和老赵同是左肱骨外科颈骨折。有一天在弄堂口散步聊天时谈到骨折。老李说他骨折后已2年半,手术后常有肩部疼痛,特别在劳累后或阴雨天。每逢冬季,因为寒冷而疼痛得更厉害。说来也巧,老赵的骨折也是手术治疗,骨折后也有2年余,但肩部几乎不痛。两人仔细比较后,老李问老赵有什么诀窍,老赵说他遵照医师的嘱咐,一直坚持肩关节功能锻炼。其实,老赵的说法是有道理的。

肩部外伤性骨折(包括肱骨外科颈骨折)或脱位等,都伴有肩关节周围的软组织损伤,局部充血、肿胀,并有血肿。手术又加重了局部的创伤。骨折内固定后还得用石膏或夹板外固定,血液循环会有一定的障碍,从而又加重和延长了出血和肿胀的时间。虽然经过治疗,软组织肿胀可以消退,血肿也可以被吸收,但不可避免地会出现不同程度的软组织挛缩、粘连和关节僵硬。这是肱骨外科颈骨折等肩部外伤后遗留下疼痛的主要原因。如果是老年人,肩关节本身及其周围软组织已有老化(医学上叫退行性变),或者以前曾有急、慢性肩部损伤,则往往有慢性肩部疼痛的基础。因此,肱骨外科颈骨折后,有不少患者可以后遗肩部疼痛,或使原有疼痛加剧。

临床实践证明,如果肩部外伤后积极治疗,如理疗、按摩、推拿和用可的松类药物局部封闭等,能减少疼痛。如肱骨外科颈骨折手术治疗,待拆除石膏后即可进行,及早进行肩关节功能锻炼[图8],做以肩关节为中心的上肢划圈运动(即回旋操练)以及其他肩关节各方向活动,就能减轻骨折后遗留的疼痛。应该强调,这种锻炼要长期坚持才能奏效,不能三天打鱼,两天晒网。

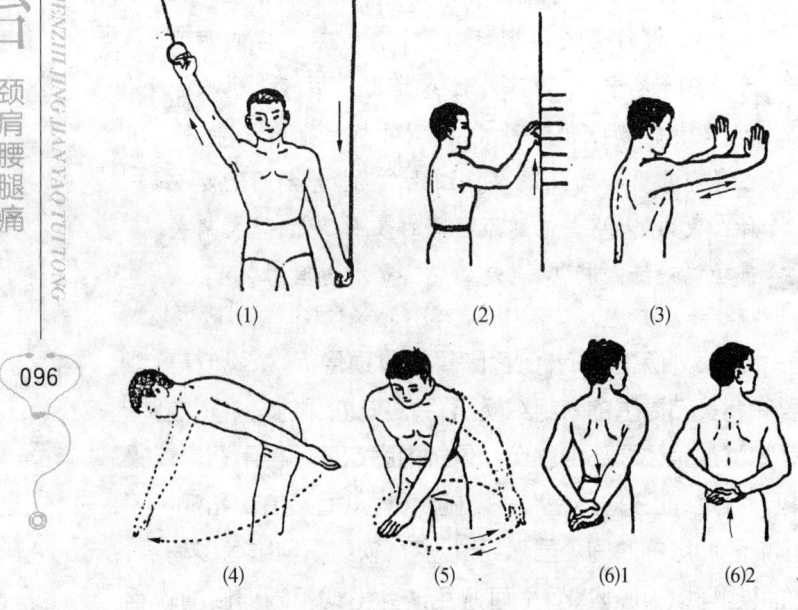

(1) 外展与上举操练;(2) 爬墙操练;(3) 伸屈臂操练;
(4) 伸屈操练;(5) 回旋操练;(6) 内旋操练

图 8　肩关节功能锻炼示意图

怎样进行肩关节功能锻炼

肩关节可完成前屈、后伸、内收、外展、内旋和外旋 6 种动作。

(1) 如果腕关节和肘关节都伸直的情况下,整个上肢向前移动并逐步举起叫前屈,向后移动并逐步抬起叫后伸,前屈和后伸的活动范围总和为110°~140°,前屈的角度大于后伸。

(2) 整个上肢伸直后向对侧移动叫内收,侧平举和侧上举叫外展(其中肩外展超过90°时,称为上举,须有肱骨外旋和肩胛骨活动的配合才能完成)。

(3) 肩外展的情况下,患手自头顶向后下移动叫外旋,自腰部向上移动叫内旋。正常肩关节内旋和外旋活动范围的总和为90°~120°,内旋大于外旋。

骨折以后,这些活动或多或少地受限,锻炼的目的是尽可能恢复至正常。

肩关节的功能位是,外展一般以45°~75°为宜,前屈30°,旋转中立位。也就是说,如果肩关节僵硬,在此位置时能发挥最大功能。假如肩关节由于骨折或其他疾病(化脓性关节炎、结核、类风湿关节炎等),经锻炼无法恢复正常,则尽可能达到功能位。即使关节僵硬,亦希望僵硬于功能位。

肩关节的锻炼方法很多,比较简单易行的如图14所示。如果欲锻炼肩关节外旋,可在肩外展的情况下,患侧手自头顶向后下移动,在另一手的配合下,做试图解开背后的纽扣的动作。同样,如果双手自腰背部向上移动,做试图解开背后的纽扣的动作,则能锻炼肩关节内旋。

应该注意,这些锻炼必须在骨折临床愈合以后才能进行。患者必须持之以恒地进行锻炼,才能取得良好效果。但也不能操之过急,从一开始就过度锻炼,有可能会弄巧成拙。

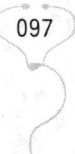

患者自己怎么知道有无肩关节脱位

任何人外伤以后,最关心自己有无骨折或脱位。如果肩部受伤,怎么知道有无肩关节脱位呢?要不要去医院就诊呢?只要你冷静下来,仔细自我检查,或请家属和同事帮着检查,是能够作出初步判断的。

首先从受伤的姿势上分析。相当多的肩关节脱位是由跌倒引起的。若跌倒时手掌着地用力撑时,易引起肩关节后脱位,肘部着地则引起前脱位。

脱位后肩部疼痛、肿胀,功能完全丧失(肩关节不能活动)。肩部外侧原来较隆起的地方(三角肌区)塌陷,医学上称为"方肩"畸形,可与健侧对照。为减少疼痛,患者常以健侧的手托患侧前臂,头和身体向患侧倾斜。正常人的手掌能搭到对侧肩部,并使肘部紧贴胸壁;肩关节脱位后,其手掌不能搭到对侧肩部,或者虽患侧手能搭到健侧肩部,但其肘部不能贴近胸壁,医学上叫做搭肩试验阳性。

此外,肩关节脱位常伴有肱骨大结节撕脱性骨折,尚可并发肱骨外科颈骨折、腋神经损伤(三角肌麻痹和肩外侧小块皮肤感觉丧失)、臂丛神经损伤(患侧上肢不同程度瘫痪和皮肤感觉缺失),因此在出现上述有关情况时,也有助于高度怀疑肩关节脱位。当然,最终确诊须靠拍X线片。若有怀疑,则去就医。

肩关节脱位常复发的原因是什么

小罗在近半年前因肩关节脱位而去某医院复位，并用绷带固定。其往往在穿衣伸袖，举手脱帽，展臂擦身时发生肩关节脱位，好在自己已经有复位的经验。但近来复发频繁，并且很痛，再也无法自行复位，于是，他找到以前给他复位的医师，询问复发的原因，医师追问了当时的治疗情况，了解到其回家绷带只固定了3天，就为洗澡而拆除绷带，第一次洗完澡还自行绷好，之后因天热每天洗澡，干脆就不绷了。医师说原因就在此，照理绷带应固定至少3周。

肩关节脱位应早期复位。复位后用三角巾或绷带将上臂内收位固定在贴胸位3～4周，拆除固定后加强肩关节功能锻炼[图14]。也有的医院怕三角巾或绷带固定松脱，改用石膏固定。关节脱位时肩关节囊必然破裂，肱骨头自关节囊穿出。复位后固定的目的是让关节囊及其他损伤的软组织愈合。像小罗这样未等关节囊和软组织愈合就解除固定，随着肩关节活动，肱骨头很容易循原道脱出，形成习惯性肩关节脱位。

如果治疗正确，只有少数手法复位失败者才需做手术复位。但像小罗这样的习惯性肩关节脱位，治疗只能靠手术复位了。小罗承认医师当时是关照清楚的，怪自己不好，现在后悔也来不及了，只得入院治疗。

了解一些与腰腿痛疾病相关的常识

姓名 Name　　　　性别 Sex　　　年龄 Age
住址 Address
电话 Tel
住院号 Hospitalization Number
X 光号 X-ray Number
CT 或 MRI 号 CT or MRI Number
药物过敏史 History of Drug Allergy

"局封"治疗会引起骨质疏松吗

医师常对腰腿痛作压痛点封闭疗法,简称"局封",也就是俗称的"打可的松"。"局封"被广泛使用,它对网球肘、创伤性腱鞘炎、四肢及腰腹部肌肉拉伤、创伤性滑囊炎及肩肘损伤的效果最好,痊愈率较高,尤其适用于有明显压痛点者。对少数急性病,例如急性腰扭伤等,也能明显缓解疼痛。然而,有些患者往往不愿意接受"局封"治疗,说注射可的松会引起骨质疏松。

"局封"常用的激素有醋酸曲安奈德(确炎松A)、醋酸氢化可的松和醋酸泼尼松龙等,一般用1%～2%普鲁卡因(又称奴佛卡因)或1%利多卡因混合后注射于局部压痛点。用量视病种及部位而定。用于腱鞘炎和滑囊炎时一般多为0.25 ml激素(每毫升含量25 mg)和1%～2%普鲁卡因1～1.5 ml;用于肌肉拉伤时则用激素0.5～1 ml,普鲁卡因3～4 ml(应用普鲁卡因前须先做过敏试验)。一般每周1次,连续3～4次作为1个疗程(各医院习惯做法不一)。如注射一两次后就基本不痛者可不必继续注射。激素的局部治疗作用主要是消炎及抗变态反应,抑制纤维组织增生及粘连。

全身性应用激素(口服或静脉滴注),用量为每天几毫克至几十毫克,短期冲击疗法每天可达1 000 mg以上。用药时间可数日、数周甚至数月。"局封"应用激素,剂量比全身应用要小得多。临床实践证明,只有长期大量应用肾上腺皮质激素时才可能出现骨质疏松的副作用。所以,"局封"不会引起骨质疏松。

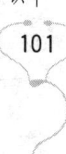

"局封"治疗要注意哪些事项

虽然"局封"被广泛使用,但"局封"不能治百病,也有它的适应证。对有的疾病不能使用"局封"(医学上称为禁忌证),如活动性肺结核、骨与关节结核、急性和慢性细菌性感染、良性和恶性肿瘤、急性病毒性感染和各种寄生虫病等都不能使用。

"局封"治疗后需注意几点:

(1)保持注射部位的清洁卫生,尽可能使其干燥,避免摩擦或压迫,以防止感染。

(2)"局封"的目的是使药物在局部起作用,需使药物在局部留滞的时间尽可能延长。注射后不要按摩、揉擦局部。否则,局部血液循环加快,药物很快被吸收,影响疗效。

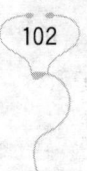

(3)有普鲁卡因过敏史者不能注射,若仍要注射,用利多卡因代替普鲁卡因。"局封"前应作普鲁卡因过敏试验。"局封"后最好留在候诊室1~3小时,以保证极少数人因药物变态(过敏)反应而发生意外时可及时抢救。

(4)由于"局封"注射的药物中混有的普鲁卡因或利多卡因属于局部麻醉药,故刚注射后原有病痛会完全消失或接近完全消失。但麻醉药比激素吸收得快。数小时后麻醉药吸收了,疼痛会重新出现,甚至在"局封"后的最初一两天疼痛比原来加剧少许,这是正常现象,以后疼痛会逐渐好转,不必紧张。

(5)"局封"后两三天若出现注射部位局部红肿、疼痛明显加剧,则说明局部感染。极少数人可出现头痛、发热、畏寒,应及早到医院就诊检查。

腰椎椎弓峡部不连及脊柱滑脱是怎么回事

每个椎骨分椎体和椎弓两部分。椎体位于椎骨前部，呈短圆柱形，是椎骨负重的主要部分，内部为松质骨。椎弓位于椎体的后方，是弓形的骨板，由一对椎弓根和一对椎弓板组成（左右侧对称）。椎体与椎弓围成椎孔，各椎骨的椎孔连接起来（椎体之间、椎弓之间的空隙分别借软骨和韧带封闭），构成容纳脊髓的椎管[图3]。我们可以大致这样理解，椎孔的前面是椎体，两侧面是椎弓根，后面是椎弓板。上下关节突之间有一狭窄区，即为椎弓根峡部。如该部骨化不全，或有潜在的软骨缺损，即形成先天性峡部骨不连。其缺损区位于上下关节突之间，该椎体与后部椎弓板（习惯上称为椎板）无骨性连接，与相邻椎体仅靠软组织联系。如该处发育薄弱，再加上某种程度的外伤或劳损，亦可引起薄弱的峡部发生骨折。多数学者认为腰部过伸是主要损伤动作，但屈曲负重如运动员提拉杠铃或腰部扭转加屈曲，也可以在峡部产生剪力与扭力，引起峡部骨折。

如果先天性峡部骨不连或峡部骨折为双侧性的，就可能发生脊椎滑脱（可理解为位置错开），成为慢性腰腿痛的一种原因。这种脊椎滑脱多数发生于第5腰椎。大多数脊椎滑脱是向前滑脱，仅少数向后滑脱。脊椎前滑脱明显的妇女，自腰椎前缘至耻骨联合之距离减小，因此在生产时影响胎儿头部进入骨盆，有时需要剖宫产。

以上所说的由椎弓根峡部不连或椎弓根峡部骨折所致的脊椎滑脱，骨科医师习惯称为真性脊椎滑脱。如果无峡部骨不连或骨折，而仅仅由于脊椎或椎间盘退行性病变，即

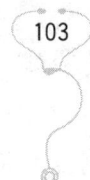

老化改变,或其他原因引起的椎体轻度前移位,则称作假性脊椎滑脱。假性脊椎滑脱也比较常见。

腰腿痛患者常做的血液检查各有什么意义

超过80%的人在一生中有患过腰腿痛的病史。腰腿痛多发生于30岁以后,且随着年龄的增长,发生率亦逐渐增加。

对于腰腿痛患者,最为常做的血液化验项目有以下几种。

(1)红细胞沉降率:血沉是"红细胞沉降率"的简称,有时在化验单上用它的英文缩写"ESR"。正常值成人男性为1～10 mm/h,女性为0～16 mm/h。注意,虽然用了符号"/",但并非指红细胞每小时沉降多少,而是指到1小时末沉降多少。引起血沉加快的常见腰腿痛疾病有强直性脊柱炎、胸腰椎结核、类风湿关节炎、胸腰椎骨髓炎、椎间隙感染和胸腰椎恶性肿瘤等。但不能认为腰腿痛患者血沉快就一定患了这些病,还要结合其他检查结果和临床症状、体征来下结论。因为血沉增快还有如下原因:妇女月经期、妊娠、贫血及患传染病和某些药物干扰。同时也可能既有腰腿痛又有其他疾病存在,引起血沉加快,应全面进行检查,以免误诊。

(2)类风湿因子凝集试验:英文缩写"RF"。类风湿因子是一种自身抗体,正常一般为阴性。据研究,类风湿因子不仅仅存在于类风湿关节炎患者,有1%～4%的正常人也可出现阳性。下面列举类风湿因子在多种疾病时的检出率,作为参考。① 类风湿关节炎79.6%;② 混合性结缔组织病25.0%；③多发性肌炎20.0%；皮肌炎10.0%；④少年型类风湿关节炎10.0%；⑤结核病10.0%；⑥60岁以上老年人15%～50%。由此可以看到，类风湿因子阳性的人，不一定就是患了类风湿关节炎；同时类风湿因子阴性的人，也不能肯定没生病。对怀疑为类风湿关节炎的腰腿痛患者，检查类风湿因子以后，仍需要结合其他检查结果来诊断疾病。

（3）抗溶血性链球菌"O"试验：简称抗"O"，英文缩写为"ASO"，正常值小于400 U。此试验是证明近期有无溶血性链球菌感染的一种免疫学检查，如抗溶血性链球菌"O"试验大于500 U，且多次检查结果递进增高者，有助于活动性风湿病的确诊。同时患多发性骨髓瘤、肾炎时亦可增高。

（4）C反应蛋白：它是在组织损伤或炎症急性期，患者血液中出现的一种异常蛋白质，可与肺炎球菌体内的C多糖体发生沉淀反应，故称C反应蛋白（CRP）。在正常人血清中，也有微量C反应蛋白。与血沉一样，是反应炎症的良好指标。可在类风湿关节炎、急性风湿热、系统性红斑狼疮、感染、肿瘤、外伤和手术后等情况下呈现阳性反应。C反应蛋白在炎症急性期可迅速出现，2～3天内达到高峰，病情改善后逐渐下降，这种现象称为急性期时相反应。

近年来发现，C反应蛋白还是一种免疫调节因子，积极参与体内的免疫反应。许多自身免疫病，特别是类风湿关节炎、系统性红斑狼疮等疾病患者，血清中C反应蛋白水平均有明显变化。譬如，在类风湿关节炎活动期C反应蛋白升高，在缓解期明显下降，有助于判断疾病的变化和治疗效果。但是，活动期类风湿关节炎患者C反应蛋白多为轻、中度升高，一般不超过50 mg/L，如果高出这一水平，提示并发感染或伴有其他疾病。

骨质增生会引起腰痛吗

骨质增生俗称为"骨刺",又称"骨赘"。它是指骨关节边缘由于长期慢性损伤引起瘢痕组织增生,天长日久可产生钙质沉着变成骨质而形成的。它是骨性关节炎的一种表现。近年来,X线在临床检查中已普遍应用,因而发现骨关节骨质增生的情况就越来越多。临床上有不少人由于缺乏对骨质增生的正确认识,一旦X线摄片发现有骨质增生,就盲目地认为自己的疼痛就是骨质增生引起的,似乎是一种不治之症,为此患者常常背上思想包袱,到处求医问药治疗,甚至有人上当受骗。

其实,骨质增生仅是一种人体生理上的代偿功能,是人体为适应力的变化而产生的一种防御性反应。它可以使稳定性差的骨关节得以加强,从而有利于骨关节的稳定性,避免继续遭到损伤,但也可能造成对其周围神经、血管等的压迫,出现相应的临床症状。所以说,它既是生理性的,但又可能转变为病理性的。我们要一分为二地看,不能把临床上表现出来的症状全部都归罪于"骨刺"。

有关资料表明,成年人多不同程度地表现有骨质增生,而且随着年龄的增大,骨质增生的范围越广泛、越严重。可见,骨质增生是中、老年时期骨关节的生理性退行性变化,是人体衰老的必然结果。它的形成与不同年龄、职业的人的骨关节及椎体承受的压力和解剖生理特点有着密切的关系。临床实践证明,人体有了"骨刺",并不都会出现临床症状。同样,出现临床症状者,也并不都有骨质增生。而且"骨刺"的有无、大小、多少与临床症状的轻重程度不成正比例关系,所以人们完全没有必要怀疑自己是否有"骨刺",或因有"骨刺"而惊慌。

临床上很多患骨性关节炎的患者,经各种方法治疗后可使症状改善或消失,而X线片上的"骨刺"却依然存在,这说明引起临床症状的直接原因并不在"骨刺"的有无。如果真是"骨刺"压迫所造成,那就不是整体按摩手法及药物所能消除的。可见骨质增生在多数情况下并不一定意味着是病,而是一种生理的组织反应。

为此,仅有骨质增生而无临床症状时,就不必刻意进行治疗。只有确认骨质增生是造成腰腿痛的主要原因时,才需针对治疗。

为什么腰腿痛患者不能轻易整体按摩

腰腿痛是很常见的症状,它可由很多原因引起,除常见的腰椎退行性改变、腰椎间盘突出症、腰椎管狭窄症外,腰椎滑脱、腰骶椎肿瘤,骨质疏松症造成的压缩骨折甚至颈椎、胸椎的疾病也可有同样的症状。

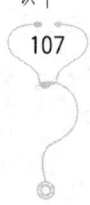

世上除了各种常规的中西医治疗方法外,尚有一些治疗的秘方、绝活。其中在世界各地较为多见的是整体按摩手法。医方常告诉患者疼痛原因为腰椎错位,可手法复位。由于追求最简单的办法达到治疗目的是很自然的想法,因此很多人乐于此道。当然,确实有"正骨"疗法这样的手法治疗,若诊断明确,病例选择得当,其疗效不错。然而,若整体按摩手法不当,很可能会造成严重的后果。若干年以前,在日本就因为事态的严重,有很多的骨科教授联合呼吁应注重科学,不要轻易使用或接受整体按摩手法。如果轻易地使用整体按摩手法,可能造成神经严重受损、下肢瘫痪的悲惨后果。

我们主张有这样症状的患者应先到正规医院就诊，并尽量减少对神经的进一步刺激，休息佐以服用消炎止痛药物是最好的保守治疗的方法。手术治疗也应慎重，但是在保守治疗无效或出现较严重的神经功能障碍时，在专业医师建议下选择手术治疗不失为明智的选择。

什么样的姿势能预防腰腿痛

造成腰腿痛的原因很多，其中不良的姿势是产生不适的原因之一。例如，长期持续不变的坐位工作，特别是跷二郎腿动作，会给颈、背部造成持续的负荷，使背部肌肉、韧带长时间受到过度牵拉而受损，从而引起原因不明的腰痛，但只要保持良好的坐姿，过一段时间，就会恢复正常。此外，跷着二郎腿久坐，还会妨碍腿部血液循环，造成腿部静脉曲张。

你是否想过腰酸背痛可以通过各种姿势来预防？不妨在日常生活和工作中采取以下姿势，预防腰酸背痛。

（1）坐的姿势：腰要挺直，双腿平放于地面，不要保持一个姿势时间过长，0.5~1小时起来走动或活动一下。如工作需要长时间坐着，最好加护腰给予支持。利用软靠垫保持腰背的生理弧度，避免经常扭动身体，可用转椅完成身体的扭转动作。

（2）站立姿势：要抬头，下巴收回，肩膀平直放松，胸部微向前倾，下腹内收挺直，保持腰部的正常弧度，使背部肌肉放松。

（3）睡眠姿势：最好睡木板床加垫5cm左右的床垫，这样使背部得到完全的休息。侧卧时腰要直，膝关节微屈。

仰卧时腰间可垫放毛巾卷,来保持腰部弧度。起床时先转身,后将双脚放在床旁,用手力把身体支撑起来。

(4)提取重物的姿势:先坐低臀部,一脚在前一脚在后,并弯曲膝关节,背部保持挺直,注意臂和肘贴近身体,物件也要尽可能贴近身体。一手紧握物件,并用另一手抓住重物。提取重物时动作要有连贯性,宜缓慢些,避免忽动忽停,用身体重量引动,然后用脚力撑起,把重物提升。

怎样预防看电视引起的腰痛

现代家庭的重要活动内容是看电视,看电视已成为人们生活娱乐的一部分。尤其是老年人,由于腰椎已有不同程度的退行性变,若养成不良的看电视习惯,很容易引起腰痛。为了预防和避免看电视引起的腰痛,要注意以下几点:

(1)要合理地安排家庭生活,做到动、静结合。不要连续很长时间看电视。

(2)调整好坐椅、电视机和视线水平三者之间的关系。电视机放置的高度要适当,即电视机屏幕高度和视线相平行,过高或过低都会造成观看者的脊柱弯曲度改变,使颈椎和腰椎周围肌肉紧张,肌力分布不正常。

(3)要注意经常调整身体的姿势,不能维持一种姿势长时间不动。尤其是看电视连续集,时间较长时,也注意一边看一边起身进行一些腰部活动,及时解除腰部疲劳。还可采用一些辅助性措施,如在腰部垫枕,足置于脚凳上,以保持腰部的自然位置,使腰部不感到过度紧张。

(4)要纠正不良的看电视习惯。某些不良体位,例如有些人喜欢倚着沙发或靠在床头长时间地看电视,若不及时调整腰部姿势,久而久之会造成腰痛。

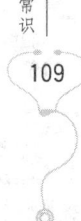

卧床休息为什么能缓解腰椎间盘突出症患者的腰腿痛

腰部的休息是对腰腿痛患者进行各种保守治疗措施的基础。在腰腿痛治疗期间,应当强调腰部的休息,减少或停止腰部的屈伸活动。最好卧硬板床,病情严重者应当绝对卧床休息2周,少数患者甚至需长达6周。

卧床休息可解除上半身重量对腰椎间盘的压力,并减少腰椎周围组织的张力,减轻肌肉痉挛。对于腰椎间盘突出症患者,适当休息,特别是卧硬板床休息,可以减轻对腰神经根的刺激和压迫,并减轻神经根受压后出现的反应性充血水肿,特别是能减轻突出的椎间盘和骨刺对马尾神经或神经根局部压迫所产生的炎症性水肿,从而加速症状的缓解。某些患者采用单纯卧床休息或绝对卧床休息,也可以使腰腿痛的症状得到明显缓解以至痊愈。

一般卧床时间没有严格的限制,少则2~3天,多则2~3周,根据患者病情和症状的不同可以灵活选择。在卧床休息期间,如果能配合局部的理疗、腰椎牵引,适当地应用消炎止痛药或局部外用活血化瘀的药物,则效果更好。

引起腰腿痛的恶性骨肿瘤怎样分类

"癌"只是恶性肿瘤的代名词,几乎人人皆知。但恶性肿瘤除癌以外,还有各种肉瘤、神经母细胞瘤、恶性黑素瘤和白血病(俗称"血癌")等。恶性骨肿瘤就是"骨癌"。

根据恶性骨肿瘤的来源不同,可分为原发性和继发性两类。原发性恶性骨肿瘤来源于骨骼系统本身；继发性恶性骨肿瘤是由身体内其他组织或器官的恶性肿瘤细胞转移到骨组织而造成，所以属恶性，称为"转移性肿瘤"或"转移癌"。恶性肿瘤的肿瘤细胞分化程度越高，恶性程度越低，如未分化癌，恶性程度最高，低分化癌则次之。此外，患病后平均生存时间越长，则恶性程度越低。有些恶性肿瘤患者只能存活几个月，另一些恶性肿瘤经治疗则能存活几年甚至几十年。不管良性骨肿瘤或恶性骨肿瘤，都应及早诊断和积极治疗。

原发性恶性骨肿瘤，一般都称为肉瘤。常见的有骨肉瘤、软骨肉瘤、纤维肉瘤、滑膜肉瘤、网状细胞肉瘤和骨髓瘤等。其特点是肿瘤生长快，症状严重，转移早，预后差。患者多为年轻人，多发于长骨两端，尤其是膝关节附近，但全身各处均可发生。当肿瘤发生于骨盆和股骨上段时，可引起臀腿部疼痛。

继发性恶性骨肿瘤，也称骨转移癌或转移性骨肿瘤。各种癌转移到骨头上，即为继发性恶性骨肿瘤。乳腺癌的骨转移最多。其他如前列腺癌、肺癌、肾癌、膀胱癌等也可转移到骨骼。最常转移的部位是脊柱、骨盆，有时在四肢骨骼。由于癌症常见于中老年人，所以骨转移性肿瘤也常见于中老年人。随着医学科学的发展，采用各种手段多数可以找到继发性恶性骨肿瘤的原发病灶。但偶尔也有找不到原发病灶的，诊断比较困难。治疗一般以化疗或放疗为主，也可用中草药。

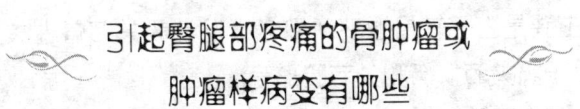

引起臀腿部疼痛的骨肿瘤或肿瘤样病变有哪些

众所周知，肿瘤有良、恶性之分，骨肿瘤也是如此。除良、恶性骨肿瘤外,还有一类骨骼病变,它既不是良性骨肿瘤,也不是恶性骨肿瘤,但有骨结构的破坏,医学上称为肿瘤样病变。例如,骨纤维结构不良(又称骨纤维异常增殖症)、骨囊肿、动脉瘤样骨囊肿等。不管是何种肿瘤样病变,均属于良性。

股骨头、股骨颈及髋臼部位的骨肿瘤,常以臀部和髋关节疼痛为首要症状,不少患者有跛行。股骨颈为骨囊肿及骨巨细胞瘤的好发部位。股骨上端是骨纤维结构不良的好发部位,有时可延伸到股骨颈而产生臀腿部疼痛。转移性骨肿瘤占骨恶性肿瘤的很大比例。成年人,特别是老年人,可从远处的癌症,如乳腺、前列腺、肺、肾、膀胱、甲状腺、胃肠道和女性生殖器等转移到骨骼。当然,上述远处的癌症可以转移到骨盆或髋部,引起臀腿部疼痛。亦可以是原发于骨盆或髋部的恶性肿瘤,如骨肉瘤和软骨肉瘤等。

为了排除引起臀腿部疼痛的骨肿瘤或肿瘤样病变,一般来说,拍一张骨盆正位X线片,就可以发现这些肿瘤或肿瘤样病变。

何谓髋关节骨关节炎

骨关节炎又称为肥大性关节炎或退行性关节炎。特点是关节软骨发生退行性变,并在关节缘处产生新骨。髋关节骨关节炎分为原发性和继发性两类。原发性髋关节骨关节炎,多见于50岁以上的肥胖患者,受遗传、体质和代谢影响,主要是由于软骨退变所致。继发性髋关节骨性关节炎多见于髋关节损伤和关节畸形等。

病变开始时为关节的透明软骨发生变性,继之软骨变软,并迅速出现腐蚀,最后剥落使软骨下骨质暴露。软骨的剥落并不一致，先为分散的斑片状，中间有正常的关节软骨，逐渐进展至软骨下骨质完全暴露。在软骨的边缘则有新骨形成，成为骨刺。

髋关节骨关节炎初期多为持续性关节疼痛，伴有关节发软及滑落感，常在轻微扭伤、受凉或行走过长后发作，而在间歇期则无疼痛症状。逐渐发作时间延长，间隔缩短并伴有关节胶着现象，即关节处于某一位置较长时间不动以后，开始活动时僵硬、疼痛，短时间活动后，又感觉关节活动松快。而关节活动过多时，又出现疼痛症状。检查时，多有关节活动受限，在活动关节时，常可听到"咯吱咯吱"的摩擦音。

髋关节骨关节炎早期和股骨头坏死早期一样，X线片检查均不易发现，而MRI检查可以早期确诊。而中期以后，可在X线片上见到非对称性关节间隙狭窄，关节边缘骨刺形成，关节内结构尖锐，有时可见关节内游离体。严重者有髋关节变形及半脱位。

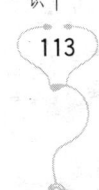

什么是人工髋关节置换

人工关节是一种仿造人体关节的替代物，称为假体。人工髋关节置换的种类包括：股骨头表面置换、人工股骨头置换、全髋关节置换。常用的人工关节植入材料有：金属合金、高分子材料和陶瓷材料。根据人工全髋关节假体不同的固定方法分为非骨水泥生物固定和骨水泥固定。人工髋关节置换的目的是解除髋关节疼痛，纠正畸形，增加活动范围和保持关节的稳定性。

当然，做人工髋关节置换要严格掌握手术适应证。以股骨头无菌性坏死为例：股骨头无菌性坏死分为4期，由轻到重为Ⅰ、Ⅱ、Ⅲ、Ⅳ期。人工关节置换术适用于股骨头无菌性坏死Ⅲ、Ⅳ期的患者。股骨头无菌性坏死如能早期诊断和治疗,可使70%以上的患者避免或延缓人工关节置换术。

对于即将施行人工全髋关节置换术的患者,最关心的是人工关节的使用寿命。随着人工关节材料的改进,假体设计及医师技术的成熟,人工关节置换术的疗效在迅速提高。据国内外有关报道,人工关节置换后,80%患者的人工关节使用寿命达20年,64%患者的人工关节使用寿命达30年。现在人工全髋关节假体的材料选择及设计更为合理,手术技术广泛提高,预计假体的使用寿命将更长,疗效更乐观。

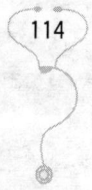

腰腿痛常见病的诊治和预防

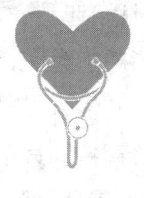

姓名 Name　　　　　　性别 Sex　　　年龄 Age
住址 Address
电话 Tel
住院号 Hospitalization Number
X 光号 X-ray Number
CT 或 MRI 号 CT or MRI Number
药物过敏史 History of Drug Allergy

哪些病会引起腰背痛或腰腿痛

严格地说，腰背痛不是一种疾病，而是一种常见的症状。有许多疾病都可以引起腰背痛。腰背痛不但在骨科，就是在内科、外科、神经科和妇科也常常碰到。此症状往往呈慢性过程，涉及一大批患者，在很大程度上影响劳动力。

腰背部的组织，自外向内包括皮肤、皮下组织、肌肉、韧带、脊椎、肋骨、脊髓和脊膜等，上述任何一种组织的病变都可引起腰背痛。其中最常见的原因是属于骨科的脊椎疾病（包括脊椎骨、韧带和椎间盘等）所引起。内脏疾病也可以引起腰背痛，但以腰背部邻近器官：如胸膜、肺、肾脏、胰腺、直肠、前列腺、子宫等病变，引起放射性腰背痛者为多见。

由于引起腰背痛的疾病多而杂，给医师作出准确诊断带来一定困难。俗话说，自己有病自得知。如果你患腰背痛，了解到有以下几类疾病可引起腰背痛，仔细回顾一下自己的病史，并给医师提供一点线索，那对医师迅速而准确诊断一定大有帮助。

根据解剖部位，可将腰背痛的原因归结为四大类：① 脊椎疾病所引起的腰背痛：其中以腰椎间盘突出症、脊椎外伤（如胸、腰椎压缩性骨折）、强直性脊柱炎、增生性脊柱炎（又称增殖性脊柱炎或肥大性脊柱炎）、结核性脊柱炎最为常见。其中有些患者的疼痛向下肢放射，成为腰腿痛。② 脊椎旁软组织疾病所致的腰背痛：其中最常见者为腰肌劳损和肌纤维织炎。③ 脊神经根刺激所致的腰背痛：较多见的有脊髓压迫症、急性脊髓炎和腰骶神经根炎。其中也有部分患者的疼痛向下肢放射，表现为腰腿痛。④ 内脏疾病所致的腰背痛；胸腔、腹腔、腹膜后及盆腔器官疾病均可引起腰背痛，但以肾脏疾病、胰腺疾病和盆腔疾病发生腰背痛较常见。

怪不得有些医师开玩笑说，"患者腰痛，医师头痛"。假如没有学过医学知识，上面列举的引起腰背痛的部分疾病和医学名词已经使你头昏脑胀了。事实上，还有许多疾病也可引起腰腿痛，例如溃疡病、骨质疏松、脊椎肿瘤、心血管疾病……可见腰背痛原因不易找到，有的患者治好了还不知道究竟患的是什么病呢？

患者怎样自我估计腰背痛的原因

医师诊断疾病，就像公安人员破案一样，离不开病史分析。不少腰背痛的疾病，仅依靠病史和体征（患者得病后所表现出来的征象）可作出初步诊断。有些患者尚需做有关化验检查和特殊检查。体征的获得有赖于医师对患者的体格检查甚至全身检查，但病史是依靠患者或家属提供的。详细的病史对于寻找腰背痛的原因常提供重要的线索。如果患者抓住以下几方面分析一下自己的病史，往往对自己的腰背痛原因也能猜出几分。

首先，年龄、性别、职业对寻找腰背痛的原因有一定的参考价值。例如青壮年腰背痛，应注意类风湿性脊柱炎、脊椎结核和青年性脊椎骨软骨炎；老年人腰背痛常见的原因为骨质增生引起的增生性脊椎炎、脊椎骨质疏松或脊椎转移癌（最容易转移到骨头上的癌依次为：乳腺癌、子宫颈癌、肺癌、肾癌、甲状腺癌、胃癌及直肠癌等）。女性患者腰部下段和骶骨上段处（医学上称为腰骶部）疼痛，则应考虑

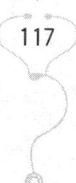

盆腔炎和子宫位置异常等。从职业方面看,由于工作时体位的关系可引起腰背痛。如从事需长时间弯腰蹲位的工作,或工作时对腰部有重压和需剧烈的腰部转动,譬如肩部扛过重的东西,过度负重或从蹲位负重转为直立行走负重,都可以引起腰背痛。

其次,外伤史对某些疾病如腰椎间盘突出症、脊椎骨折和腰肌劳损等的诊断有重要意义。患者应该回忆外伤的过程,是直接暴力还是间接暴力?受伤时的姿势是怎样?等等。例如从高处跌下时,足跟或臀部垂直着地,或在站立时重物落于头顶,可引起胸、腰椎粉碎性压缩性骨折,那是由于暴力与脊柱纵轴的方向一致,垂直挤压椎骨所致。腰部肌肉可因突然猛烈收缩而将其骨性起止点或筋膜撕伤。例如数人同抬重物,其中一人失肩,重量突然猛加于另一人肩上。再如突然滑跌,为使人不跌,腰肌会猛烈收缩。

再次,以前生过什么病(医学上叫既往史)对诊断往往有帮助。例如以前有没有患过结核病?因为脊柱结核、骶髂关节结核和肾结核常是腰背痛的原因。老年人腰背痛尤需注意有无脊柱转移癌。如果患者以往有过癌症史,更不要忘记拍一张脊柱的X线片以排除之。如能有条件做放射性核素骨扫描检查更好,因为放射性核素骨扫描与X线片相比,更能够早期地发现癌的骨转移(一般早6个月)。也就是说,当X线片尚未能发现癌有脊柱转移时,放射性核素骨扫描已能发现。而且,放射性核素骨扫描是全身性的,只要全身的任何骨头有骨转移癌都能显示。

最后是注意自己腰背痛的特点,即腰背痛发病的急缓、疼痛性质、部位、放射范围,与体位和运动、用力的关系。如女性腰骶部酸痛大多为泌尿生殖系统的疾病所致。生殖系统的疾病有子宫位置异常、子宫附件炎或子宫癌等。泌尿系统的疾病有尿路感染、肾结石、输尿管结石、肾结核、肾盂积水等。而腰椎间盘突出、脊椎结核或脊椎肿瘤压迫神经根时,常出现腰腿痛,且除腰痛以外,尚有一侧或双侧腿部沿着坐骨神经节段分布的放射性疼痛。这种疼痛有时相当剧烈,向大腿和小腿后侧放射,直至足的内侧或外侧。这种疼痛可因咳嗽、打喷嚏、用力等加剧。反过来说,如果你有腰背痛伴有腿部放射痛,并在咳嗽、打喷嚏、用力时可使疼痛加剧,就应想到患有腰椎间盘突出症、脊椎结核或脊椎肿瘤等病的可能性。肾下垂时腰背痛与体位关系较密切,站立或久坐后疼痛加剧,平卧后疼痛缓解或消失。某些脊柱疾病当脊柱活动时疼痛加剧,例如脊椎外伤,稍活动脊柱则剧痛。但腰肌纤维织炎的腰背痛,往往经活动后明显减轻。

如何诊治急性腰扭伤

腰部由于活动范围大,负重多,故比较容易受伤。急性腰扭伤的诊断一般没有困难,往往有明显的扭腰或闪腰等外伤史。患者来骨科门诊时往往自己能明确告诉医师,某个时候我把腰扭伤了,现在腰痛得不能动等。

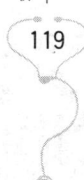

患者多数为青壮年。农民中最多见于肩挑重担者。工人中多见于煤矿工人和搬运装卸工人。体育运动员在训练过程中,稍不小心也常常出现腰扭伤。追问其受伤时的姿势,往往可能是患者的肩部负重姿势不良,或在两膝关节伸直状态下弯下腰去搬、提重物,或长久下蹲后突然起立,或腰部突然急剧地旋转,等等。由于用力不慎致使肌肉突然强烈收缩或关节扭转,造成筋膜、肌纤维撕裂和肌肉痉挛,甚至腰骶小关节或骶髂关节错位,于是产生了急性腰扭伤。

伤后患者腰部活动受限制,不能弯腰、后仰、侧弯和转动，重者体位倾斜，甚至不能行走。刚扭伤时腰痛表现为弥漫性，咳嗽、深呼吸及起坐转身均使腰痛增剧。部分患者并有下肢放射痛。医师检查可发现腰部肌肉痉挛，伤重者可有局部肿胀及皮下淤血。常有广泛压痛，尤其在早期。

　　为了解除急性腰扭伤患者的病痛，一般主张卧硬板床休息1～2周，可以减轻疼痛和肌肉痉挛。而且经过休息后，广泛的压痛范围常可逐渐局限。压痛点封闭疗法（俗称"打可的松"），用复方倍他米松（得宝松）1ml加2%利多卡因3～5ml，每周1次。一般2～4次，有时仅注射1次即可明显好转。内服及外敷舒筋活血、散瘀止痛的中草药。膏药选用麝香解痛膏、吲哚美辛巴布膏等。药物治疗方面，可用布洛芬（芬必得）、洛索洛芬（乐松）、塞来考昔（西乐葆）等非类固醇抗炎止痛剂，适用于疼痛较严重者。神经妥乐平是将牛痘疫苗病毒接种到家兔皮肤中，从发生炎症的皮肤中提取出来的非蛋白性生物制剂，疗效确切，对急性腰扭伤引起的疼痛有显著疗效。急性疼痛症状稍缓解者，可采用针灸、推拿、按摩、理疗、拔罐、磁疗等治疗措施。

慢性腰肌劳损的疼痛有什么特点

　　慢性腰肌劳损可单独存在。但由于腰部和臀部的相互连接、相互影响，故实际上许多慢性腰肌劳损合并臀肌劳损。更进一步说，在慢性腰臀部肌肉劳损的同时，往往伴有腰臀部筋膜、韧带、关节囊、骨膜、脂肪等软组织的慢性损伤。所以，确切地说，应称为慢性腰臀部软组织劳损。而慢性腰肌劳损只是这两个部位（腰部和臀部）众多软组织慢性损伤的代名词，而医师和患者也习惯于这样的称谓。当然，有些患者疼痛局限，而且损伤原因明确，可以有臀肌劳损、臀筋膜劳损、腰背筋膜劳损等诊断。

腰背痛或腰背痛合并腿痛是慢性腰肌劳损的主要表现。疼痛的部位和轻重因人而异。疼痛的性质也有不同,有的比较局限,患者能清楚指出疼痛的部位;有的疼痛深在,区域模糊;有的疼痛只限于腰部或臀部;有的可向下肢放射。多数患者诉说日夜均有疼痛,但有程度与时间的差异;有的白天腰痛加重,而休息及夜间睡眠时减轻;有的夜间痛甚,常因腰臀部疼痛不能入睡,或者被痛醒;有的起床时更感困难,但起床后及白天轻微活动后腰臀部疼痛减轻;有的患者感到腰部僵硬,无法弯腰,以致不能入睡;也有的患者觉得腰部无力或空虚,不能稍久维持一个坐、立、走的姿势。因此,必须不断变换体位,若稍久维持在一个姿势上则酸痛加重,但变换体位或稍微轻度活动后酸痛减轻。

综上所述,慢性腰肌劳损患者的疼痛表现是千变万化的。但大多数患者的疼痛特点为慢性间歇性或持续性腰部周围(或合并有臀部)酸痛,有时可合并有腿部放射痛。劳累时疼痛加剧,休息后好转,疼痛不剧烈,但可持续数月甚至数年之久。

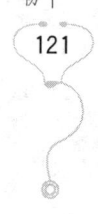

为什么慢性腰肌劳损的发病率很高

在日常生活中,人们常常会说,哎哟,我这几天累得腰酸背痛……这种腰酸背痛十之八九是慢性腰肌劳损所致。那么,为什么患慢性腰肌劳损的患者如此之多呢?

腰部支持着人体的上半部,是脊柱运动中负重受力较多的部位。而且,腰部活动较灵活,可作前屈(即向前弯腰)、后伸(人后仰时腰部产生此运动)、向左和向右侧弯、旋转等活动,成为日常劳动中活动最多的部位。可想而知,活动越多,损伤的机会也越多。另一方面,脊柱活动较大,与较为固定的交界处所承受的压力及劳损较多,因杠杆力学作用的原理,脊柱活动所致损伤多集中于该部位,所以腰背部的腰骶交界处是最常见的损伤部位。如高处坠跌、滑倒、砸伤,因突然转身致腰部扭转等均可引起腰臀部的软组织(包括肌肉、韧带、筋膜和骨膜等)的扭伤或撕裂伤,即平时我们所讲的"闪了腰"。

若急性损伤未能及时地彻底治疗,所损伤的软组织得不到良好的修复,就会使软组织之间产生粘连和肌肉挛缩,后遗慢性腰臀部疼痛。长期处于某种不良姿势下的劳动和工作,如农民的三弯腰(割稻、插秧、除草);知识分子的坐位书写或操作电脑;运动员在运动中需要突然扭转腰部或变换体位的运动项目以及类似翻砂工人的职业性操作等,都可能产生腰臀部软组织长期累积性损伤,即慢性腰肌劳损。

或许人们会想,以上说的活动越多,损伤机会也越多,老年人活动量减少,其慢性腰肌劳损的机会必然减少。其实不然。老年人的慢性腰肌劳损相当常见,其原因有二:① 老年人的许多腰痛可以说是年轻时长期不注意劳动和日常生活的活动姿势积累而成慢性腰肌劳损之结果。② 随着人体的衰老,肌肉、韧带和筋膜等组织都发生进行性的退行性变和营养不良,以致引起人体的力平衡失调,出现了软组织的损伤。所以常可遇到老年人这样说,"睡多了就感到腰酸背痛,但一经活动后,疼痛就减轻"。实际上,这就是慢性腰肌劳损的表现。

最后,有些疾病似乎与慢性腰肌劳损毫不相干,实际上正是产生腰痛的间接原因。如先天性半椎体畸形,在出生时单个或几个椎体只有半个,多见于胸椎或腰椎。半椎体可造成脊柱侧弯,使腰臀部两侧的软组织用力不平衡,从而引起腰臀部的软组织损伤。再如老年性骨质疏松引起的椎体压缩性骨折,若压缩的程度严重或几个椎体同时被压缩,那么人就变成了"驼背"。这种现象在老年妇女中尤为常见。"驼背"同样可使腰臀部两侧的软组织用力不平衡,导致慢性腰臀部的软组织损伤。

如何治疗慢性腰肌劳损引起的腰痛

慢性腰肌劳损的患者腰痛时间比较长,而到医院治疗的患者往往症状比较重。因此,单纯采取一种方法来进行治疗则收效甚微,只有采取综合性的治疗措施,才能收到较好的效果。主要治疗措施有以下几种。

(1)外用药:各种软膏,如扶他林乳胶剂、辣椒碱软膏等外擦。贴敷各种膏药,如吲哚美辛巴布膏、麝香解痛膏等。还可用中草药治疗,如陈艾一撮,水煎熏洗;或虎杖一撮,捣敷;或外用跌打酒:鹅不食草、仙人掌、韭菜根、樟树叶各60g,大山桂皮15g,鸡血藤30g,以上诸药切碎用75%乙醇(酒精)浸没7天后,局部外涂,每天3~5次。

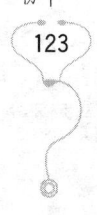

(2)内服药:常用西药为非类固醇抗炎止痛药,如布洛芬(芬必得)、洛索洛芬(乐松)、塞来考昔(西乐葆)等,它们是同类药,故只选其中一种即可。这类药对胃有刺激,故溃疡病者慎重应用。不管有无溃疡病史,有胃区不适或隐痛等症状即停用。神经妥乐平是将牛痘疫苗病毒接种到家兔皮肤中,从发生炎症的皮肤中提取出来的非蛋白性生物制剂,疗效确切,对慢性疼痛有显著疗效。中成药如小活络丹、大活络丹、鸡血藤浸膏片、祛风活血丸、舒筋活血丸、健步虎潜丸、风湿稀桐片等。中药可选用补肾壮筋汤加减、四物汤加减或麻桂温经汤等。对兼有肾阴虚者,宜用益肾滋阴清热法;兼有肾阳虚者,宜用补肾温阳通络法;兼有风寒湿者,宜活血祛风除湿。应该请中医辨证论治。

(3)理疗:常用的有音频、磁疗、干扰电流仪、游子透入等方法。对起病不久,病程较短的病例效果较好。在家用热毛巾或热水袋热敷腰背部,实际上是最简单的理疗。能盆浴者在家浸泡于浴盆中稍久也能起到理疗作用。

(4)推拿和按摩治疗:推拿治疗对慢性腰肌劳损的疗效甚佳,但宜使用轻柔的手法,切忌粗暴,重手法可使患者难以忍受,甚至造成新的损伤。若能配合按摩治疗,对于增进和巩固疗效都有很大的帮助。

(5)针灸和拔罐:针灸和拔罐在慢性腰肌劳损的治疗中也有一定的作用,在某些情况下,单用拔罐就能收到良好的效果,如对老年患者不能耐受推拿手法者。

(6)压痛点封闭疗法:用复方倍他米松(得宝松)1 ml加2%利多卡因2~3 ml,准确注入病变部位(即压痛点)。每周1次,连用3~4次,效果尚好。

(7)手术:有些医师主张对于慢性腰肌劳损反复发作,应用各种非手术疗法无效而又影响工作的患者采取手术治疗,但病例应严格选择。手术方法有软组织松解术和腰部皮神经切断术等,但这些手术在学术界存在争议。应该指出,由于手术创伤大,失血往往很多,对老年人不大适用。手术只能以解决病痛为主,不能追求所谓的彻底根治。

在治疗慢性腰肌劳损引起的腰痛过程中,千万不要有急躁情绪。记住,改善你的精神状态,可能是最有效的治疗方法。

怎样预防慢性腰肌劳损引起的腰痛

慢性腰肌劳损引起的腰痛，有相当一部分与劳动或生活的姿势有关。因此，预防这类腰痛首先要从注意劳动和日常生活中的正确姿势着手。腰痛在弯腰操作的体力劳动者中发病较为普遍。农民的割稻、插秧、除草，工人的搬运装卸等，常需要长期弯腰劳动，使伸腰肌群和屈腰肌群处于不协调的状态。

预防的方法应尽量避免长时间的弯腰劳动。一方面可将需弯腰的和不需弯腰的劳动相间隔安排；另一方面在劳动间歇中，适当活动腰部，放松肌肉后，再继续劳动，也可用阔腰带保护腰部。扛抬重物时直腿弯腰很容易产生腰部扭伤，从而导致慢性腰肌劳损。为避免损伤，应采用屈膝弯腰动作。

另外，日常生活中姿势不正也可造成慢性腰肌劳损而致腰痛。睡觉时身体七弯八扭就是一种例子。睡眠床铺要宽畅，有充分的翻身余地。睡眠时自始至终保持一种姿势最容易引起部分肌肉劳损而发生腰痛。睡眠的最佳体位是轻度屈髋屈膝的右侧卧位，但也要经常变换姿势。身体前倾姿势下久坐及长时间站立做家务也容易发生腰痛，应注意调节体位，纠正不正确姿势。

长时间居住或因其他原因停留在潮湿的环境中，淋雨、受凉等是发生慢性腰痛的另一常见原因。应及时更换潮湿衣服，多晾晒被褥，注意保暖。

对于容易引起慢性腰肌劳损的职业，单位要有切实可行的劳动保险制度，职工要严格遵守。可积极推广工间操以及其他保健操。

自我按摩法也能起到预防慢性腰痛的作用,即用手法揉、按、捏腰部两边的肌肉(医学上叫骶棘肌),也可以采用俗称"敲背"的方法(即用空心拳头轻轻敲击上述部位)。腰背部酸痛是由于骶棘肌长期收缩,所产生的乳酸(肌肉收缩可产生这种物质)运不出去,出现乳酸堆积所引起。乳酸不仅可使肌肉酸痛,堆积过多过久,还可使局部发生组织反应即劳损,发生在腰部就叫做腰肌劳损。自我按摩法是用轻揉的刺激来解除病变肌肉的痉挛,并使局部血管扩张、充血,把积聚在腰部的乳酸等代谢产物及时运走;有腰痛时可止痛消疾,无腰痛时可起到预防作用。对有慢性腰痛者,医师主张平时加强腰部活动(如做转腰运动),并进行自我推拿,即两手掌擦腰,早晚各50次,对慢性腰痛患者有预防复发的作用。

最后,应积极治疗急性腰痛。例如急性腰扭伤后,强调适当休息,防止变成慢性腰痛。

伏案工作者为何会背痛? 怎样防治

某医师收到了一位中青年作家优秀作品奖获得者的来信,称他今年有两件值得高兴的事,第一是治好了多年的背痛,第二是获得了作品奖。读完信后,这位医师回忆起该患者的病情。那是位接近50岁的中年作家,他真可谓是个拼命三郎,自称在写作中灵感一来,就埋头写作,常常夜以继日。由于背痛较

> 剧烈,他不得不来就医。当时医师详细询问病史并仔细检查以后,作出了棘上韧带和棘间韧带同时劳损的诊断。予以压痛点封闭疗法（俗称"打可的松"）。并就写作时的姿势,时间的安排诸问题对其提出了忠告。如今多年的背痛好了,他特地写了封信表示感谢。

绝大多数的椎骨每一节都有一个棘突,即俗称"算盘珠"。棘上韧带和棘间韧带都是脊柱保持稳定的主要韧带。人们通常说背脊骨的"算盘珠"痛,大多数是由棘上韧带劳损所致。"算盘珠"和"算盘珠"之间痛则是棘间韧带劳损所致。棘突尖部由棘上韧带相连,胸和腰段棘上韧带的表浅纤维一般连接3~4个相邻棘突,较深的纤维连接2~3个,最深层只连接2个棘突,再深层连接棘突的是棘间韧带。当脊柱屈曲时,棘上韧带处于最外层,就像弓弦一样被拉紧,最容易被屈曲暴力所伤。其次容易受伤的是棘间韧带。

长时间低头、弯腰、伏案工作者是棘上韧带和棘间韧带损伤的好发对象。以伏案工作来说,正确的书写姿势应该是挺胸直颈,而不应该埋头弯腰。书写持续的时间不要太长,隔一段时间活动一下,哪怕伸个懒腰也好,对防止姿势性腰痛有积极意义。除了注意工作姿势和持续时间不要太长以外,最好实行工间操,并积极参加体育活动。当人体充分弯腰搬移重物时,腰部两侧的肌肉（医学上叫骶棘肌）常处于无力状态,而棘上、棘间韧带却较紧张,如负荷超过韧带所能胜任的重量,就可引起韧带的损伤。如弯腰劳动、抬举重物时,腰肌突然用不上力或重物压下,使腰椎突然弯曲致伤。运动员的棘突痛都为脊柱突然背伸或反复过度背伸,使棘突与棘突相互冲击,将棘间韧带挤压致伤引起。

棘上韧带劳损患者常诉背痛或腰痛。可有连续伏案工作或搬重物等病史,也可无明显损伤史。检查时患者能指出痛点。疼痛和压痛常局限于棘突和棘上韧带的一小点,该处不红不肿。有时用手指指腹轻扪韧带痛点,向左右两侧移动时,如感到纤维束在棘突上滑动者,则韧带已从棘突上剥离。棘间韧带劳损者的压痛点在棘突之间。有的患者可同时有棘上、棘间韧带劳损,前面说的那位作家就是例子。

治疗可采用压痛点封闭疗法、按摩、针灸或外贴膏药等。但关键在于纠正不正确的工作姿势和防止各种致伤因素的产生,才是根治的根本办法。

老年性骨质疏松可以引起腰痛吗

老年性骨质疏松不一定有症状,但到了一定程度,可表现为腰酸背痛、身高缩短(俗称"老缩")、驼背、骨折以及胸廓畸形等。

腰酸背痛是老年性骨质疏松最常见的症状,大多数局限在腰背部,也可放射到四肢,并有四肢麻木等。在日常生活中,如久坐或久立,用手向上持物、绊倒、用力开窗等情况下诱发或加剧。若出现骨折(胸椎或腰椎压缩性骨折)时疼痛加剧明显,并在骨折部位的棘突(俗称"算盘珠")有强烈叩击痛。

身长缩短和驼背的出现较腰酸背痛要晚,而且说明骨质疏松已到了相当程度。脊柱是由 7 节颈椎、12 节胸椎、5 节腰椎和骶尾椎所组成,每一椎体高度约为 2 cm(骶尾椎除外),每相邻两椎体间有椎间盘。老年性骨质疏松时,椎体内部骨小梁萎缩,疏松而脆弱的椎体受压,导致椎体呈现鱼的椎骨样变形,即前面扁,后面厚。试想,每一椎体缩短2 mm,则24节椎体缩短4.8 cm,从而导致身长缩短。压缩的脊柱骨(俗称脊梁骨)数目越多,人体缩短也越明显。压缩的程度越严重,则不仅短缩明显,而且还会变成驼背。当然,骨质疏松只是骨质老化的一种表现。事实上,随着年龄的增加,椎间盘(两块脊梁骨之间,由软骨和属于软组织性质的髓核组成)、韧带、肌腱、软骨、脂肪垫等组织也都可以老化,水分减少,弹性减退,容积缩小。即使没有骨质疏松,也足以使人体的高度缩短若干厘米。所以说,"老缩老缩,人老了要短缩"这句话是有科学根据的。

老年性骨质疏松引起的骨折有哪些特点

骨折是老年性骨质疏松中常遇到的,给患者造成的痛苦最大,并严重限制患者的活动,甚至缩短寿命。骨质疏松症骨折发生的特点是:

(1)在扭转身体、持物、开窗等室内日常活动中,即使没有明显的较大的外力作用,在一般情况下不会发生骨折的,他(她)却发生了骨折。

(2)骨折发生的部位较固定,好发部位为胸、腰椎椎体,桡骨远端及股骨上端。

(3)各种骨折,分别与年龄和绝经(女性)有一定关系,即好发于老年人及绝经后的妇女。

(4)胸廓畸形是伴随着骨质疏松症胸椎椎体压缩性骨折所致的驼背而来。胸廓畸形可引起多个脏器的功能变化,其中呼吸系统表现较为突出。虽然临床上患者出现胸闷、气短、呼吸困难及发绀（嘴唇和指甲发紫）现象少见,但通过肺功能测定可知,肺活量和最大换气量均减少。

如何预防老年性骨质疏松引起的腰痛

运动通过肌肉活动产生对骨的应力,刺激骨形成。科学家们在19世纪就已经发现,长期安静和固定将导致骨质疏松。对长期处于失重状态的宇航员,以及长期卧床患者所出现的骨矿物质含量减少这一现象的研究,则更证实了这一点。在同龄人中,从事体力劳动和体育运动的人老年性骨质疏松的发病率较低,而且发生年龄也较晚。有的学者通过实验指出,保持肌肉锻炼者到骨骼应该减少的年龄时,骨骼量仍比正常同龄人大。所以,通过锻炼维持活跃的骨内血液循环,并保持有相当的肌肉收缩力量,这两者是使正常的骨质增加的因素。因此要防止年老时发生骨质疏松的现象,则应在青年时即开始肌肉的锻炼,经常参加体育锻炼及体力劳动是锻炼肌肉的好方法,使骨骼有所储备,供年老时用。老年人则应多参加户外活动（医学家们主张,老年人每天至少在户外活动2小时是有益的）,可以散步、打太极拳、做各种保健体操等。

既然骨质疏松是骨骼衰老现象之一,用降低体温来延缓衰老也有利于防止老年性骨质疏松。有人证明了体温变化对后半生影响甚大,适当降低体温不仅可以减慢机体的新陈代谢,推迟衰老现象到来,而且可能改善后半生的自身免疫。我国著名体育教育家马约翰教授90多岁高龄时还非常健康,有人问马老关于健康长寿的秘诀,马老说,常年坚持洗冷水浴是一个重要环节。这个说法符合降低体温有利于延迟衰老的观点。

目前普遍认为,营养疗法是防治骨质疏松的基础,而预防比治疗更易奏效,切实可行。为此,平时要注意摄取高钙饮食,进行合理配餐,以减少钙的丢失,不至于缺少骨形成的重要原料钙剂,从而防止或减少骨质疏松症的发生。因为老年人有发生骨质疏松症的危险,尤其对绝经后的妇女,更应注意加大钙的摄入量,因为这些人的摄食量可能减少,而且对钙的吸收率也较差。老年人预防骨质疏松症的钙摄入量应为每天 1 000~1 200 mg,绝经期妇女为 1 200~1 500 mg,而一般成年人每天为 400~500 mg。在普通食品中,乳制品是含钙最丰富的食品,小麦、大豆粉也富含钙,杏仁、鱼子酱、可食骨的鱼、绿叶菜、冰淇淋、酸奶等也是钙的良好来源。蛋白质是骨形成的另一种重要原料,在饮食中也要注意蛋白质的摄入。主食应以米、面、杂粮为主,做到品种多样,粗细搭配。鼓励老年人积极参加户外活动,多晒太阳,从而有利于体内维生素 D 的形成,而维生素 D 能促进小肠对食物中钙的吸收。

老年人已有骨质疏松的基础,如果有引起骨质疏松的其他因素存在,则雪上加霜,使骨质疏松更加严重。因此,从预防角度讲,要积极治疗可引起骨质疏松的疾病,如糖尿病、皮质醇增多症、肢端肥大症等。避免长期使用糖皮质激素,并防止发生废用性骨质疏松。

对于绝经期妇女,必要时给予雌激素。有人通过实验观察到,有 27 例无骨骼病变的绝经期妇女,应用雌激素治疗 4~25 年。她们未感到骨骼疼痛,身高不减,而且无脊柱骨质疏松所致的萎陷。另有研究指出,较年老的妇女用雌激素,确能延迟骨组织质量的丧失。在晚年可能发生骨质疏松性骨折的人,可预防性地给予性激素(女性为雌激素、男性为雄激素）治疗。

如已发现有骨质疏松现象，则主要是预防骨折，切忌跌跤，不要肩抬或手提重物，不宜做过多的弯腰动作，以防止骨折的发生。

老年性骨质疏松引起的腰痛怎样治疗

对于骨质疏松本身及由它引起的疼痛的治疗，总体来说仍是一个十分困难的问题，虽然有不少治疗方法，但均非特效。

患者应食富含蛋白质、维生素D和钙、磷的食物，并应坚持做些力所能及的体育锻炼。必要时增服维生素D及钙剂。有胃肠疾病而影响吸收功能的患者，可肌内注射维生素D，并应积极治疗胃肠疾病。有人提出，补充钙制剂应当在临睡前服用1次，以纠正后半夜及清晨的低血钙状态。这样可减少因低血钙反馈刺激甲状旁腺所引起的骨吸收。钙的吸收与维生素D有关，而多晒太阳，接受阳光中的紫外线照射有利于体内维生素D的形成。如病情不允许患者去室外晒太阳者，可采用全身照射紫外线治疗。

阿法骨化醇（Alfacalcidol，萌格旺）对老年性骨质疏松症有肯定疗效。它是一种活性维生素D_3片剂，每片0.5 μg。通常的用法为：成人每天口服1次，每次0.5 μg，但可依年龄和症状适当增减。钙缺乏能诱发骨质疏松，老年人肠道吸收钙的能力下降，阿法骨化醇能促进钙的吸收。如果有维生素D缺乏时，人体内钙、磷的吸收和利用都受到影响，即使食物中有足够的钙、磷，小肠也不能充分吸收利用而从大便排出。阿法骨化醇提供给患者以活性维生素

D₃，同时能活化骨骼的代谢，并对骨骼有直接作用，促进骨形成，增加骨密度和骨量。疼痛明显的老年性骨质疏松症患者，若每天服用阿法骨化醇 1μg，即使没有并用镇痛剂，服药后1个月内，疼痛也可以减轻，减轻的程度随时间的推延而逐渐明显。只要无用药过量（过量的标志是血清钙高于正常），此药几乎无副作用。防止过量的方法是定期测定血清钙，出现高血钙时立即停止用药，在血清钙恢复正常后再减量用药。

雌激素（常用药为己烯雌酚）治疗有利于预防和阻止骨吸收，对停止或减轻症状，特别对止痛有良好作用，并能增强肠管对钙的吸收能力，促进钙、磷的贮存，增加蛋白质的合成，使骨形成旺盛。雄激素比雌激素效果更为可靠，在短期内能使患者腰背痛及疲劳感消失，食欲增加，体重增加。也可用合成激素苯丙酸诺龙。但任何性激素都有不良反应。雌激素可能有恶心、食欲减退、头昏等反应，对乳房和子宫有刺激作用，肝病、子宫肌瘤及乳房肿瘤患者忌用。雄激素可有男性化等副作用。苯丙酸诺龙也可有轻微男性化作用等。有人经研究后指出，使用上述性激素后，1周可出现疗效，1个月后疗效最明显，停药1个月后仍可保持其疗效。因此，应用性激素治疗时可用1个月，停用1个月，再用1个月，然后停药，以减少副作用。

用氟化钠治疗骨质疏松有一定疗效。有研究表明，氟化钠对骨组织最突出的影响是刺激骨形成。应用氟化钠后，形成新骨可增加至5倍之多。在服用氟化钠的同时，必须补充钙剂及维生素D，不仅使新骨形成增多，而且强度也显著增加，可纠正骨质疏松。但氟能在体内贮积，引起慢性氟中毒，所以患者和家属切勿随意购服，以防中毒。然而也不必过于害怕，按医嘱用治疗剂量的氟化钠，不会产生氟中毒现象。

依降钙素(Elcatonin,益钙宁)是一种将鳗鱼降钙素化学结构中的二硫键变换为碳键的新型多肽合成降钙素衍生物制剂。它能治疗骨质疏松症,改善骨质疏松引起的各种疼痛症状。依降钙素 10 U,每周 2 次肌内注射,连用数周,可迅速改善骨质疏松症引起的自发性疼痛及运动时疼痛。据报道,依降钙素缓解疼痛的作用一般出现在用药后的2～4 周,连续使用 4～6 周者,疼痛缓解率较高,停药后疼痛改善持续时间不等。长期使用有抑制骨吸收,治疗骨质疏松症的作用。此药副作用低微,常见的有颜面潮红、热感、心悸、胸部压迫感、恶心、呕吐、食欲不振、腹痛、腹泻、头痛、耳鸣、全身乏力及注射部位疼痛感等,但多为一过性。

此外,对老年性骨质疏松症患者的全身性骨痛或腰酸背痛,除了应用上述的依降钙素,也可应用解热镇痛剂,以缓解疼痛。应用电疗、水疗、磁疗、温热疗法等物理疗法,可以减轻疼痛、解除肌肉痉挛、缓解疼痛等症状。

如果因骨质疏松引起骨折时,应按照各有关的骨折治疗。

防治老年性骨质疏松引起的腰痛应该如何合理配餐

根据有关专家的研究,防治老年性骨质疏松应以营养疗法为主。从中国的国情出发,主食应以米、面、杂粮为主,做到品种多样,粗细搭配。老年性骨质疏松症的发病与钙丧失密切相关。因此,50 岁以上的女性和 60 岁以上的男性,每天钙的摄入量不应少于 1 200 mg。如以每天吃的粮食标准为 500 g(1 斤)计算,每 500 g 大米含钙量为 35～

280 mg（平均 80～90 mg），面粉含量较高，为 100～345 mg（平均 140 mg）。因此，靠主食只能摄取需钙量的 10%～18%，要从副食中弥补。应多吃含钙多的食物，如豆制品、豆类、牛奶、奶制品、虾皮、海藻类、鸡蛋等。植物性食物中，应以绿叶菜、花菜等为主。在副食品中最适宜的要推豆制品了，例如，500 g 豆腐含钙量为 1 085～1 385 mg；嫩豆腐每 500 g 含钙 885 mg；豆腐干或百叶，每 500 g 含钙高达 2 060～4 930 mg；素鸡每 500 g 含钙更高，达 6 750 mg。蔬菜中青扁豆荚每 500 g 含钙 1 040 mg；豌豆苗 500 g 中含钙 780 mg。

　　老年人的蛋白质摄入量也应该引起重视，因为老年人的消化和吸收功能较差，蛋白质的吸收当然也受到影响。即使增加了食物中蛋白质的量，血中白蛋白合成速度也较年轻人慢，有些老年人仍会出现低蛋白血症（血液中各种蛋白含量不足）。如果老年性骨质疏松症的患者蛋白质摄入量不足，更易引起低蛋白血症。由于蛋白质是骨生成的原料之一，一旦出现低蛋白血症，使骨的生成受到影响，骨质疏松则更为明显。因此，为防治老年性骨质疏松，给老年人安排食谱时，应适当增加蛋白质的比重，而动物蛋白和植物蛋白之间的比例关系一般应维持在 1∶2～1∶1 为宜。含动物蛋白丰富的食品有：各种家禽肉、蛋类、瘦猪肉、各种鱼等。含有植物蛋白的食品有豆制品、豆类、麦类和各种面粉制品。

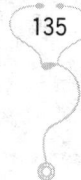

　　防治骨质疏松应以经发酵面粉制成的面包为主食。因为酵母细胞能合成植酸酶，所以在发酵过程中，全麦粉内的植酸可被水解而破坏，从而可避免对钙、磷、锌的损失。

　　饮食的原则是：宁少勿多，宁饥勿饱，宁慢勿快，宁热勿冷，宁细勿粗，宁软勿硬。忌暴食、暴饮，避免过油、过咸、有刺激性食物。三餐合理搭配是早上吃好、中午吃饱、晚上吃少为宜。进食切切记住病从口入的劝告,一切生冷食物要洗净后入口。

配餐时还应注意:避免菠菜与豆腐、牛奶同餐。因为菠菜内含有草酸,可与豆腐、牛奶中的钙形成不易被吸收的草酸钙,从而影响钙的吸收。第二,避免菠菜与高脂饮食同餐。因为两者同餐也可形成不易被吸收的脂肪酸钙,从而影响钙的吸收。第三,避免以未经发酵而制成的面包为主食。因为它含有一种植物碳水化合物,可与其他食物中的钙、锌结合,形成难以吸收的化合物,从而影响钙和锌的吸收。

食品中胆固醇的含量既不可过多(因为众所周知,血脂增高有害健康),也不可没有,一定数量的胆固醇被认为具有抗癌作用。每 500 g 食物含胆固醇在 600 mg 以内者,适用于老年人选用。

总之,为防治老年性骨质疏松,应在日常生活中既要兼顾各种营养素,如钙、磷、蛋白质、脂肪、胆固醇和维生素 D 等的平衡,又要在配餐时注意,不能因不合理配餐影响钙的吸收,因为钙对防治老年性骨质疏松至关重要。

腰椎间盘突出症有哪些表现

人类的脊柱除骶骨和尾骨外,颈椎、胸椎和腰椎各节段椎体间均有椎间盘。如果把每个椎间盘比作一间房子,那么其天花板和地板是由透明软骨板组成,四周的墙壁为纤维环,其房间内不是空的,而是堆满了像豆渣样的东西,医学上称为髓核。20 多岁以后,由于椎间盘逐渐变性(椎间盘内所含水分逐渐减少,纤维环的脆性逐步增加,而韧性相应减少)。若受到外伤,纤维环可能破裂,髓核突出,压迫神经根或脊髓而产生症状,这就是椎间盘突出症。若发生在腰椎,叫腰椎间盘突出症。腰椎间盘突出症为腰腿痛常见的原因之一。突出的部位多数在第4腰椎~第5腰椎或第5腰椎~第1骶椎之间,第3腰椎~第4腰椎间者较少。

如果患者对腰椎间盘突出症的表现有所了解,那么他对自己的腰腿痛是否为腰椎间盘突出症所造成也能猜出几分。腰椎间盘突出症有如下要点:

(1)本病多发生在30~50岁的中年人,有腰部损伤史。发病时弯腰活动受限。变换体位时(如弯腰、后仰腰部、左右侧弯及左右旋转腰部)疼痛加剧。大多数先发生腰痛,后逐渐向臀部及下肢放射痛(即通常所说的坐骨神经痛)。多数为单侧,双侧者较少。可放射到大腿或小腿的后侧,直至足的内侧或外侧。腰椎间盘突出以前,患者往往有一段时间的腰痛,反复发作,常伴臀部感应痛,而在一次弯腰动作如刷牙漱口或从地上拣东西时突发剧烈腰痛。咳嗽、喷嚏、用力排便等动作均可加重腰痛。有时疼痛严重,需用手杖,单拐或双拐助行,有的间歇性跛行(走小段路后疼痛加重,下蹲或坐下片刻,疼痛缓解后方能继续行走)。坐骨神经痛也可反复发作,卧床休息一个阶段后可逐渐自愈,但在某一次动作中又复发。少数患者有大小便及性生活障碍症状。

(2)脊柱侧弯,腰椎前凸消失,躯干向一侧倾斜。椎间盘突出间隙之"算盘珠"(棘突)旁有压痛,并且有放射性臀部和下肢痛。这是腰椎间盘突出症所特有的,其他疾病所引起的腰腿痛,棘突旁即使有压痛,但无放射痛。沿坐骨神经的行径有压痛,上起臀部,经大腿后侧和膝弯(腘窝)正中,至小腿后侧正中,或腓骨颈处(膝关节外下方)。

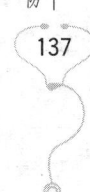

（3）用针轻刺小腿前外侧、足的内侧或外侧，可发现痛觉过敏或减退，足踇趾向上翘和其他足趾向下屈曲的力量减弱甚至不能。病程长者可有下肢肌肉萎缩。

（4）直腿高举试验阳性。即让患者仰卧位，膝关节伸直，由别人慢慢抬高下肢，至出现坐骨神经痛为止。正常人抬高至60°～70°（指腿与床面之间的夹角）时才感膝弯处不适；特殊职业者可抬至90°尚无不适；腰椎间盘突出症患者则抬至20°～40°时已有坐骨神经痛。

当然，最后的诊断还得靠详细询问病史和体格检查。拍腰椎X线片既简单又便宜，可排除腰椎骨病变的可能性，应该优先考虑。必要时做一些特殊检查，有助于确诊。例如脊髓造影、肌电图、计算机体层扫描（CT），磁共振成像（MRI）等。因为有些其他疾病可有与腰椎间盘突出症相类似的表现，所以这些特殊检查对本病确诊很有价值。但由于各种检查有的对患者有痛苦，有的技术不简易，有的费用昂贵，故不是每个患者都需要做特殊检查。

治疗腰椎间盘突出症有哪些方法

腰椎间盘突出症的治疗方法很多，应该根据患者的具体情况加以选择。多数患者不手术就能使症状缓解，尤其是初次发作的患者。手术的目的是摘除突出的椎间盘，从而解除它对神经根或马尾的压迫。非手术的各种方法，目的在于使突出部分的椎间盘和受刺激的神经根加速消退无菌性炎症，从而减轻或解除神经根的压迫，使疼痛减轻或消退。治疗方法如下。

（1）卧床休息：在急性发作期应绝对卧硬板床休息，使腰椎间盘免受压力。许多人都懂得一个常识，患慢性腰痛，尤其是患腰椎间盘突出症的人最好睡硬板床。所谓硬板床,也不是连床垫也不铺,最好是在硬板床上加一层棉胎或薄床垫,这样既有足够的支撑硬度,保持床面平坦,又有一定的弹性,顺乎身体的曲度,减轻对身体的压迫,睡起来感觉舒适。2周以后症状缓解,仍须卧硬板床休息,3~4周后疼痛等症状基本消失后可在腰围保护下起床活动。实践证明,3~4周后多数患者疼痛可好转。所谓绝对卧硬板床,包括不坐起进食及大小便。当然这样会带来许多困难和不便,有些患者往往做不到。但我们鼓励患者用坚强的意志和坚忍的精神来遵行计划。因为完全卧硬板床休息的作用在于解除体重对椎间盘的压力,并使患病部位静止,从而使无菌性炎症消退。事实上,进食及大小便都不允许起床,许多患者执行起来有困难,可以放宽要求,允许起床进食及大小便。

(2)骨盆牵引:又叫骨盆重力牵引或腰椎牵引[图9],牵引的方法是:用骨盆牵引带套住骨盆,使牵引绳通过滑轮挂一定重量的重锤,把骨盆向脚端牵引,重量为患者体重的1/3~1/2。每次持续1小时,每天1次。但有的医师主张将重量减至7~10kg,每天2~3次,每次1~2小时。牵引中让患者仰卧于硬板床上,将脚一端的床脚垫高12~24cm。切勿将患者头一端的床脚也垫高,使患者保持头低脚高位,依靠人体的重量形成反牵引。牵引的目的在于使椎间隙增大,减低椎间盘内部的压力,以还纳或缩小突出物。孕妇和合并高血压、心脏病者禁用骨盆牵引。如能绝对卧硬板床休息结合骨盆牵引,效果更好。

(3)推拿和按摩:适用于早期患者,孕妇及女患者月经期、心脏病患者均忌用。

(4)理疗:腰部深部理疗可以使腰肌痉挛松弛,进一步减轻椎间盘的压力。常和其他治疗方法联合使用。

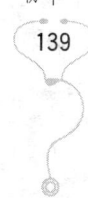

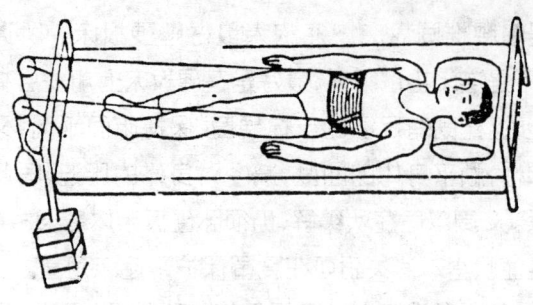

图9 腰椎牵引示意图

（5）硬膜外注射激素类药物：诊断确定无疑的患者，有的医师主张硬膜外注射醋酸泼尼松龙或醋酸氢化可的松1.5～1.7 ml（37.5～42.5 mg）加2%利多卡因2～3 ml。每周1次，3次为1个疗程。注射应严格无菌操作，不能将药物漏入硬脊膜腔内。

（6）药物治疗：可用布洛芬（芬必得）、洛索洛芬（乐松）和塞来考昔（西乐葆）等药物（非类固醇抗炎止痛药，任选一种，注意各种药物的不良反应），适用于疼痛较严重者。神经妥乐平是将牛痘疫苗病毒接种到家兔皮肤中，从发生炎症的皮肤中提取出来的非蛋白性生物制剂，疗效确切，对慢性疼痛，尤其是神经病理性疼痛，以及冷感、麻木等神经症状有显著疗效。实验表明，它对神经有修复作用。

（7）手术：手术一般适用于病程长，反复发作，用各种非手术的方法效果不佳者；以及有马尾神经受压症状并影响生活和工作者；或是症状严重，疼痛剧烈难以忍受者。

怎样发现腰椎椎弓峡部不连及脊柱滑脱？如何治疗

腰椎椎弓峡部不连及脊椎滑脱患者自己难以发现。骨科医师单凭详细询问病史和仔细体格检查也不能确定诊断,只是怀疑本病。只有拍摄腰椎侧位和斜位(包括左前斜位和右前斜位)X线片后,才能明确诊断。

那么是什么情况提醒骨科医师怀疑本病的呢?

(1)患者常诉说长期反复下腰部疼痛(医学上称腰骶部疼痛),站立或弯腰时疼痛加重,卧床减轻。走路时两下肢无力感。下腰痛可向髋关节部位(俗称"大胯")、骶尾部(俗称"尾巴骨"及"尾巴骨"上方)或下肢放射,类似坐骨神经痛。这种疼痛可以为持续性,但也可以为间歇性,犹如腰椎管狭窄症。不少患者劳累时腰腿痛增加,但也有不少仅在过度劳累时才开始感到疼痛。

(2)少数严重患者由于滑脱的脊椎骨压迫了神经,引起下肢肌肉萎缩,下肢肌肉力量减弱,用针轻轻刺下肢时,其痛觉减退。甚至由于压迫了马尾(脊髓下端一段叫马尾),可产生大小便功能或性功能障得,肛门周围针刺痛觉减退甚至消失。

(3)腰部活动时偶尔患者觉得内部有移动感,腰部后伸活动受限。腰椎前凸增加,躯干部前倾,臀部后突,腹下垂,腰骶部凹陷,第5腰椎棘突("算盘珠")显著后突,且可感到明显压痛。用指腹扪摸时,患病椎骨之棘突与上一个椎骨之棘突间有阶梯感,身体前屈(向前弯)时阶梯感减轻,后伸时阶梯感明显。

本病的治疗应视脊椎滑脱的程度及有无神经压迫症状而定。腰腿痛和神经压迫症状较轻者,可采用非手术的治疗措施,方法与治疗腰椎间盘突出症相同。疼痛等症状较重,或神经压迫症状较重,或有明显脊椎滑脱者,都应采取手术的办法。手术的目的:第一,将脊椎滑脱复位;第二,解除骨头对神经根或(和)马尾的压迫;第三,植骨融合,就

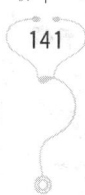

是说,用取自患者自体的髂骨置于病变椎骨和相邻上、下椎骨之间,使3块椎骨长到一起后成为一体,防止病变椎骨再滑脱;第四,有些患者还需用腰椎弓根螺丝钉固定。具体手术方法由医师根据不同患者的具体情况而定。

腰椎管先天性狭窄,为什么到现在才发病

某工程师去放射科领取腰椎CT报告后,匆匆赶到骨科门诊。见到医师他疑惑不解地问道,"医师,我的腰椎CT报告出来了,放射科医师说我腰椎间盘突出症倒是轻度的,但有先天性腰椎管狭窄症,既然是先天性的,为什么到现在才发病呢?"

原来椎管狭窄系由先天性发育异常所致,所以将先天性椎管狭窄又称为发育性脊椎狭窄或原发性椎管狭窄。发生在腰段的叫做先天性腰椎管狭窄;若发生在颈椎或胸椎,则相应地叫做先天性颈椎管狭窄或先天性胸椎管狭窄。这种椎管的前、后径和左、右径都一致性狭窄,椎管的容量较小。所以,任何诱因都可使椎管进一步狭窄,引起脊髓、马尾或神经根的刺激或压迫症状。相反,若原来患者的椎管比较大,某种诱因使椎管狭窄了一些,也可能经受了"考验",不至于引起脊髓、马尾或神经根的刺激或压迫症状,他因此也不会去就医。

当然,即使没有原发性椎管狭窄,有许多诱因本身也可以造成对脊髓、马尾或神经根的压迫或刺激症状,医学上叫做继发性椎管狭窄症,主要有以下几种情况。

（1）退行性腰椎管狭窄：由于椎间盘和骨、关节退行性变（俗称"老化改变"）所引起的椎管狭窄。椎间盘萎缩吸收，使椎间隙变小。我们已经知道，椎弓根是椎弓连于椎体的缩窄部分。而根的上下缘各有一切迹，邻位椎骨的上、下切迹构成椎间孔（每一个椎体的椎下切迹和其相邻的下一个椎体的椎上切迹构成椎间孔）。椎间隙变小，就意味着椎间孔也变小。而从脊髓发出的神经根经椎间孔穿出椎管。椎间孔变小可能对神经根造成压迫。韧带的老化改变表现为韧带松弛。而连接椎骨的韧带的老化可引起椎体轻度移位，医学上称为假性脊椎滑脱，严重时也可造成脊髓或马尾神经压迫。脊椎骨的老化改变可造成骨质增生（俗称"骨刺"）。椎管内的骨刺可压迫脊髓或马尾神经，而椎间孔周围的骨刺可压迫神经根。还可由于脊椎骨松动，椎板及黄韧带（是连接相邻椎弓板的韧带，协助围成椎管）可由异常刺激而增厚，从而造成对马尾或脊髓的压迫。

（2）脊椎滑脱性狭窄：当患者有腰椎椎弓峡部不连时，常可引起脊椎滑脱。当脊椎滑脱时，因上下椎管在前后方向移位，可使椎管狭窄。

（3）由于各种手术治疗的刺激，尤其是施行植骨融合术后，可引起棘突间的韧带和黄韧带增厚或植骨部位全部椎板增厚，结果使椎管变窄，压迫神经引起椎管狭窄症。医学上叫做医源性椎管狭窄。

（4）外伤性椎管狭窄：如果外伤严重，造成脊柱骨折或脱位，当然可以引起椎管狭窄。

（5）有些疾病，例如畸形性骨炎和氟骨症等，可引起椎管狭窄。

以上5种可以引起椎管狭窄症的原因都是属于后天性的，故也有人称之为后天性椎管狭窄。前述的那位工程师

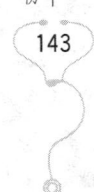

有先天性腰椎管狭窄的基础,加上轻度腰椎间盘突出,使椎管进一步狭窄,所以就发病了。

腰椎管狭窄症引起的腰腿痛有什么特点

腰腿痛伴有间歇性跛行,这是腰椎管狭窄症引起的腰腿痛的特点。由于患者站立时神经根的压力负荷增加,行走时马尾神经处的血流增加,而狭窄的椎管必然阻碍血液供应,乃至产生缺血性神经根疼痛并有间歇性跛行的症状,即走一段路后出现疼痛而跛行。有人统计,约75%以上的腰椎管狭窄症患者都有此症状。多数患者有长期多次反复的腰痛,痛的性质为酸痛、刺痛、灼痛等。少数放射到大腿外侧或前方,臀部甚至腹股沟部(即"大胯"前方)。症状多数是双侧,也有单侧,或左、右侧交替出现。除疼痛以外,还可有下肢发麻、乏力或发凉的感觉,以致不能站立或行走。每当略下蹲或稍坐休息片刻后症状缓解,又能站、走。症状严重者往往每走50～100 m就得歇一下。

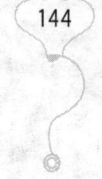

腰椎管狭窄症引起的腰腿痛的第二个特点是患者诉说的疼痛程度和医师的检查发现不相符合。就是说,患者自觉症状较多,如前述的下肢发麻、乏力、发凉的感觉,不能行走等,疼痛的程度也较重。较严重的可能有大小便障碍或性功能障碍。但医师检查时阳性体征很少,仅部分患者的下肢有某些肌肉萎缩,肌力减退(胫前肌和踇趾伸肌最容易受累)。小腿外侧针刺觉减退或消失。跟腱反射消失。部分患者可能没有阳性体征(即上述各种检查都正常)。在医学上对此病未充分认识之前,甚至少数医师怀疑患者"装病"。例如,虽然患者有类似坐骨神经痛样的下肢痛,但直腿高举试验多为正常,除非患者合并有腰椎间盘突出症。然而,如果让患者改变体位,又可引起坐骨神经痛,尤其是每当腰部过伸时,腰腿疼痛症状加重,前述的某些体征也可出现。卧床休息则症状、体征缓解甚至消失。

现在医学上已弄清了原因。当腰椎过伸时,腰椎椎间隙前部增宽,后方变窄,可使腰椎间盘及纤维环向椎管内突出,椎管进一步变窄,刺激或压迫神经根。也由于腰椎过伸时神经根变短变粗,容易受压而产生神经根或马尾刺激症状。在过伸的同时,腰椎的黄韧带(是连接相邻椎弓板的韧带,协助围成椎管)也松弛形成皱襞,结果黄韧带增厚,从而使椎间孔变小,也压迫或刺激马尾及神经根产生刺激症状。医师对卧床的患者检查时,由于体位的改变,则产生与腰椎过伸相反的变化,椎管和椎间孔相对扩大,疼痛等症状和体征缓解甚至消失。

腰椎管狭窄症一定要手术吗

腰椎管狭窄症的治疗因人而异,绝对不是千篇一律地都需要手术。

腰椎管狭窄症有各种原因。对于先天性腰椎管狭窄症,要看狭窄的程度。医学上规定X线片上腰椎管矢状径(前后径)<12 mm为相对狭窄,<10 mm为绝对狭窄。一般来说,对绝对狭窄的患者应偏向于手术。手术以全椎板切除,彻底减压为主。所谓彻底减压,是指切除椎板时不但要够宽,而且要解除椎体后部(椎管前部)和侧隐窝的增生骨质,以便彻底解除马尾及神经根的一切压迫。如果是腰椎椎管相对狭窄,伴有腰椎间盘突出症才导致发病者,则首先采取不开刀的办法,例如卧床

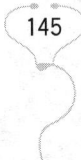

休息、牵引、按摩、理疗及药物治疗等。经各种非手术疗法无效者才考虑开刀。

对于退行性腰椎管狭窄症，由于多数患者为老年人，应该鼓励他们坚持适当的体育锻炼，防止腰背部肌肉的萎缩，从而保持脊柱的稳定性，可以延迟脊柱椎体的退行性改变或防止退行性变进一步加剧。这是预防退行性腰椎管狭窄症发病的积极而有效的措施。在有明显疼痛等症状的阶段（急性期），应当卧床休息2～3周，减少弯腰活动，避免提拿或扛重物等剧烈劳动。其他各种治疗措施同腰椎间盘突出症的非手术疗法。有人主张急性期过后适当加强腹肌锻炼，减轻腰肌紧张可减小腰骶角（腰椎和骶椎所形成的夹角），增宽椎管，缓解压迫，调整静脉回流，可以减轻疼痛。绝大多数患者通过非手术的办法可以控制症状。只有极少数患者需要手术。

手术指征（需要手术的情况）是：症状较重，经过半年以上非手术治疗无效，影响正常生活和工作；有明确的神经根或马尾神经压迫，导致神经功能不全（包括运动神经和感觉神经功能不全），例如骶尾区域麻木，小腿外侧针刺觉消失或减退，下肢肌肉无力和萎缩，大小便失去控制，性功能障碍等。

脊椎滑脱所致的腰椎管狭窄症，其治疗应视脊椎滑脱的程度和有无神经压迫症状而定。外伤性腰椎管狭窄的治疗见脊柱骨折和脱位有关部分，也不是都需要手术。医源性腰椎管狭窄和某些骨病（如畸形性骨炎和氟骨症等）引起的腰椎管狭窄，由于都有黄韧带肥厚、椎板增厚等原因造成椎管容积减小，故若症状较重，大多需要手术。手术指征同退行性腰椎管狭窄症。

脊椎化脓性骨髓炎为什么会引起截瘫

20几年前,上海市郊某村农民的女儿晓琳突然高热,诉说背部剧痛,且自觉3天前开始喉痛加剧。不久,她的两下肢出现瘫痪,大小便失禁……晓琳才24岁,尚未出嫁,难道就这样截瘫了吗?在众乡亲的帮助下,她被送往上海华山医院治疗。医院诊断为第6~8胸椎化脓性骨髓炎。经过3个半月的住院治疗,晓琳痊愈出院。

那么胸椎化脓性骨髓炎到底是怎么回事呢?它是怎样引起截瘫的呢?

脊椎化脓性骨髓炎(又称化脓性脊椎炎)多数由金黄色葡萄球菌所致,多见于青壮年,好发于腰椎,其次为颈椎和胸椎。细菌由身体远处的某一感染性病灶,通过血液循环传播扩散,停留于脊椎骨而引起发炎(医学上叫感染),这是最常见的感染途径。因为致病细菌由血流传播,所以可同时累及数骨。致病菌可来自皮肤、呼吸道、口腔或扁桃体等处的化脓性病灶。晓琳的病就是从扁桃体炎开始的。

脊椎化脓性骨髓炎具有如下特点。

(1)发病特点:多数突然发病,持续高热,诉颈、腰或背部剧痛,甚至昏迷,颈项强直(急性型)。有的发病较慢,中等或低热,有腰背痛和运动障碍(亚急性或慢性型)。有的可无全身症状,只有患病脊椎部位疼痛,活动受限,直到医师给予拍X线片时才发现(潜伏型)。

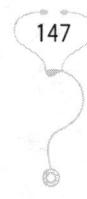

（2）检查发现：患病脊椎有压痛、叩击痛，脊柱僵硬，但脊椎后突畸形程度较轻。可能出现患病脊椎附近脓肿（如腰大肌脓肿、髂窝脓肿、纵隔脓肿等），穿刺可得脓液。急性期患者可发现身体其他部位有化脓性病灶。如果病变在胸腰段（胸椎下段和腰椎上段），可出现腹胀、腹肌紧张和腹部压痛，应与腹部疾病鉴别。

（3）实验室检查：白细胞总数和中性粒细胞增高，红细胞沉降率加快。

（4）X线片检查：早期常不易见到椎骨病变，数月后才出现典型的X线片表现：可看到骨小梁模糊，骨坏死溶解，并有不同程度的新生骨形成。

（5）截瘫：由于颈椎和胸椎的椎管比较狭窄，所以病变产生的脓液容易引起脊髓压迫症状，出现截瘫。而腰椎椎管相对较大，不易产生脊髓压迫。

脊椎化脓性骨髓炎应如何治疗

脊椎化脓性骨髓炎病情凶险，后果严重，可导致败血症、截瘫，甚至死亡。故应该争取早期诊断，当怀疑本病时，应立即使用抗生素治疗。有条件的地方，在用抗生素之前，医师可先抽血给予血培养加药物敏感试验。也就是说要了解患者的血液中是什么细菌，该种细菌用什么敏感抗生素能杀死它，并抑制其生长繁殖。

主要治疗措施如下。

（1）应用抗生素：由于脊椎化脓性脊髓炎大多是由金黄色葡萄球菌引起的，细菌对青霉素产生耐药性者占相当比例，又要考虑到抗菌药物在体内能迅速进入骨组织和椎间隙内，并达到有效浓度，医师常采用联合用药，如青霉素和苯唑西林联合应用。患者家属单从经济因素考虑而反对联合用药是不对的（以前曾发生过），这绝对不是浪费，而是"集中力量打歼灭战"。也可以用氨苄西林代替青霉素。当然，用青霉素类抗生素药物之前必须先做过敏试验，阴性者方可应用。如青霉素试验阳性可改用其他抗生素，如头孢菌素类、杆菌肽、新生霉素、红霉素、万古霉素等，在得知血液细菌培养和药物敏感试验有结果后，选择对细菌最敏感（即杀菌最有效）的药物。抗生素一直应用到全身及局部症状消退后，仍继续应用4～6周。

（2）纠正和改善全身情况：补充足够的液体，纠正脱水，根据化验结果及时调整钾、钠、氯等电解质的水平，注意体内酸、碱的平衡，特别要防止酸中毒。必要时还要输血和白蛋白。

（3）加强营养：注意饮食中的营养，给患者补充足够的蛋白质（鱼、肉、蛋等食品）和足量的维生素，从而增强患者的抗病能力。

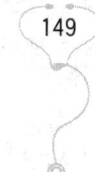

（4）止痛药物的应用：当患者疼痛明显时，镇静止痛药物的使用也属必不可少，以减少患者的痛苦。

（5）内服中药清热解毒剂：用金银花、菊花、连翘、山栀各10g，甘草3g。再根据患者的具体情况加减：如高热、舌苔黄、口干渴、脉数实者，加黄连、黄柏；大便结者，加大黄、芒硝；湿热盛，表现为苔黄腻、舌质润、脉滑数、尿黄浊、大便溏薄者，加苍术、厚朴、泽泻、木通、滑石粉等。

（6）注意卧床休息：最好睡硬板床。

（7）手术：有下列情况之一者需要手术：① 有截瘫或脊髓压迫症状时，如经过前述治疗无明显效果，应行病灶清除和减压手术。② 虽然没有神经压迫症，但有长期不吸收的脓肿，可单纯行脓肿清除或切开引流术。③ 有时候脓肿会自行穿破皮肤流出，但伤口长期不愈合（医学上称为窦道形成），可作病灶清除，再用复合抗生素液灌注疗法，即在一根管子内持续滴注含两种有效抗生素的生理盐水到伤口内，另一根管子负压吸引，持续不断地将滴入的液体吸出。其目的是持续不断地清洗伤口，并杀灭伤口内的细菌。到一定时间拔除管子后，可望伤口愈合。

脊柱畸形可用体疗矫正吗

脊柱畸形是令人烦恼的疾病，也是背痛或腰背痛的常见原因之一。如能通过治疗使畸形矫正，患者或病孩的父母该是多么高兴啊。当然，如果脊柱畸形完全或部分矫正了，那么其疼痛也可望解除或得到减轻。

脊柱畸形最常见的有后凸、前凸及侧弯3种。医疗体育是矫正脊柱畸形的有效手段之一。然而，具体每一位脊柱畸形患者（或病孩）的疗效如何，应该事前由体疗医师作初步估计，不能一概而论。

后凸可位于胸椎或腰椎甚至累及整个脊柱。由于原因不同，可分为以下类型：佝偻病性、少年性、职业性、老年性、外伤性、肌无力性、结核性和关节炎性。前凸主要位于脊柱的腰部。患者的腰部明显凸向前方，一般可见于胃肠下垂、垂腹或椎板骨折者。多同时合并胃肠道功能紊乱和腹腔内淤血。脊柱侧弯（或称侧凸）有"C"形和"S"形两种。根据侧凸原因的不同又可分为佝偻病性、麻痹性、职业性、静力性、胸膜炎性、肌无力性和结核性。

根据病期和病程不同，脊柱畸形程度一般可分为3度：第一度（初期）畸形，在牵伸脊柱时消失（吊在单杠上、吊环上、俯卧位时双臂向上，前方牵伸时）。第一度畸形多属功能性,是由肌无力和疲劳而来(如长期坐位工作或学习)。这一类脊柱畸形的体疗效果最好;第二度畸形在伸展身体和悬吊时畸形不消失,韧带和肌肉有缩短变细;第三度畸形不仅韧带和肌肉有广泛的形态变化,骨和软骨也被涉及。

消除骨畸形的基本措施是预防,在儿童时期更有重要意义。预防措施有三方面:① 消除引起畸形的原因(如不符合儿童身高的书桌,一侧上肢拿重物,或固定用某一手拿书包等)。② 增强儿童的肌肉力量:学校应开展体育锻炼,课前、课后和课间做体操。体育锻炼可以促进肌肉中毛细血管网的增生,使毛细血管的开放数量增加,从而改善肌肉纤维的营养供应,使肌肉粗壮有力,可以防止松弛性圆背(又称习惯性圆背)。这种松弛性圆背好发于9~13岁的学龄期儿童,有时全部胸腰椎甚至颈椎也参与后凸的形成,所以有人还称其为学龄期圆背。松弛性圆背的形成除与不正确的写字姿势有关外,还由于这一时期的儿童脊柱的发育快,背肌的发育落后于脊柱的发育,肌纤维被过度拉长,肌力薄弱所致。因此,若肌肉的力量增加了,就不会产生圆背畸形。③ 在学校、工厂、矿山等开展生产体操和矫正体操,对脊柱畸形也有很大预防意义。

脊柱有畸形时,应进行系统的治疗或矫正。必须注意全身矫正(增强整个机体)和局部矫正相结合。矫正措施分为主动和被动两种。

主动锻炼贵在坚持。当然不同的脊柱畸形有不同的操练方法。下面以脊柱"S"形侧凸(胸椎右侧凸,腰椎左侧凸)矫正体操[图10]为例。操练步骤如下:

(1)仰卧,左手伸向头侧,抬起肩部和胸部,放下[图10(1)]。

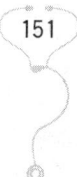

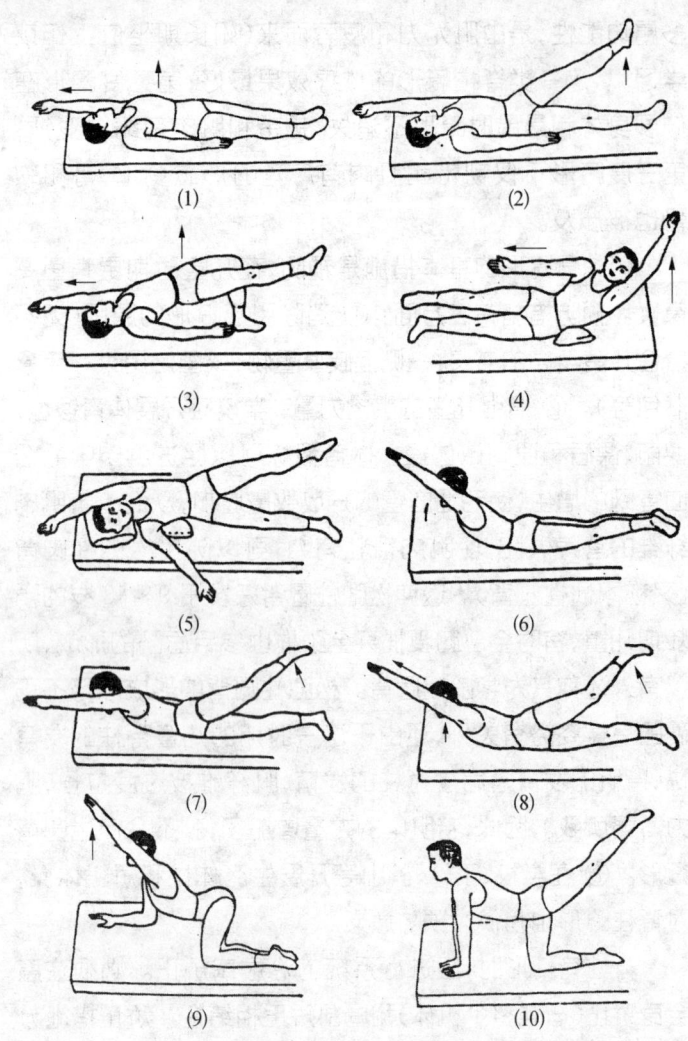

图 10　脊柱"S"形侧凸(胸椎右侧凸,腰椎左侧凸)矫正体操

(2) 准备姿势同上,左腿伸直抬起,放下[图 10(2)]。

(3) 同上,左腿屈曲,左足踩床面;抬起腰部、臀部及右腿,放下[图 10(3)]。

(4) 左侧卧,腰下垫小枕;左臂伸向头侧;抬起头、肩和右手[图10(4)]。

(5) 右侧卧,胸下垫小枕;左腿伸直抬高,放下[图10(5)]。

(6) 俯卧,左臂伸向头侧;抬起头、肩、左臂和上胸部,放下[图10(6)]。

(7) 姿势同上,左腿伸直抬高,放下[图10(7)]。

(8) 姿势同上,头、肩、左臂及左腿同时抬起,放下[图10(8)]。

(9) 俯伏位,肘和膝着地;抬头并抬起左臂,还原[图10(9)]。

(10) 俯伏位,腕和膝着地;左腿伸直抬起,还原[图10(10)]。

被动矫正有很多方法,例如,用各种矫形架(皮背心、石膏背心)矫正、躺在斜木板上牵引矫正以及按摩矫正等,也可用支具矫正。当然,有些治疗应在有关医师指导下进行。

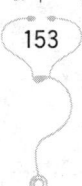

腰椎结核怎样诊治和预防

腰椎结核的表现与颈椎结核非常相似,其诊断依据有如下几点:

(1) 颈椎结核诊断要点中第(1)~(6)条均适用于腰椎结核。

(2) 腰椎结核的疼痛主要表现为下腰痛,或轻或重,重者可行走不便,姿势异常。少数患者可表现为坐骨神经痛和下肢感觉、运动功能障碍(神经根受刺激所致)。

(3) 脊柱畸形少见,仅上腰椎病变可能出现后突畸形。腰部僵直,各个方向活动受限。患者从地上拾物时尽量屈膝关节和髋关节,避免弯腰,起立时用手扶大腿前方(医学上称为拾物试验阳性)。

(4)冷脓肿出现在腰大肌的机会较多,也可出现在腰背部和大腿内、外侧。腰大肌由于受脓液的刺激,引起病侧的髋关节屈曲畸形。如果让患者仰卧于硬板床上,尽量屈曲健侧的髋关节和膝关节,双手抱住膝部,使腰平贴床面。正常人可以保持对侧下肢不离床面。但如果对侧有病(指腰椎结核引起腰大肌病变或受刺激)的情况下,对侧下肢不能接触床面,而会翘起来,使下肢与床面之间形成一定的角度。这是髋关节屈曲畸形之故。

腰椎结核的治疗与颈椎结核也大同小异,其治疗措施有以下几点:

(1)颈椎结核的治疗要点适用于腰椎结核。

(2)局部固定:一般要严格卧硬板床休息。椎体病变已静止,脊柱也很稳定的患者,如无其他原因,可随意起床活动,不必穿戴任何支架、支具,或上石膏背心、石膏裤。如脊柱稳定性不够,应该在石膏或围腰保护下才可下床活动。

(3)床上体操:不发热的患者可做如下床上体操:① 抬头及转头运动;② 两上肢垂直指向房顶,在此位置做伸屈运动;③ 两上肢外展及扩胸运动;④ 腹式呼吸运动(和气功类似);⑤ 两下肢伸屈运动。

腰椎结核的预防有重要意义,包括彻底治疗各种结核患者、阻断结核传染的各种途径和增强健康人的抵抗力。

强直性脊柱炎是怎么回事

有这样一位患者,他的整个脊柱(颈椎、胸椎和腰椎)、双侧髋关节已完全强直(即一点也不能活动),他躺在床上,既不能翻身,也不能抬头。医师站在他身旁查房,他只能双手各拿一面镜子,利用一面镜子对准医师,依靠镜子的折光作用反射到另一面镜子里去,这样才能看到医师的脸。就是这样一位患者,却笑口常开,顽强地同疾病斗争着。病室内的绝大多数病友都投以敬佩和同情的目光。一位小青年好奇地问医师:"他的病是怎么回事呢?"

强直性脊柱炎属于腰背痛一类疾病之一,是以脊柱僵硬并逐渐变为强直为特征,病因至今未明的慢性进行性炎性疾病。当脊柱尚在僵硬阶段时,其脊柱或多或少保留有一定的活动度,一旦发生强直,其脊柱完全不能活动,整个躯干就像铁板一块,既不能弯曲,也不能旋转,患者十分痛苦。一般认为,它是类风湿关节炎的一种临床类型,故有类风湿脊柱炎、中央型类风湿关节炎等名称。目前,学者们认为这是一种独立的疾病,称为强直性脊柱炎。病变多自骶髂关节开始,逐渐向上发展至脊椎,四肢大关节也可同时累及。多数脊椎的韧带、软骨发生钙化、骨化,相邻椎体间形成骨桥,使各椎体连在一起,最后脊柱发生强直。拍X线片可见脊柱呈"竹节"样改变。

强直性脊柱炎的诊断要点如下:

(1)发病年龄:好发于20~40岁的青壮年,男性多于女性,男女之比为7:1。

(2)发病特点:发病缓慢,发作与缓解交替进行,病程可达数年甚至数十年。

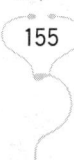

（3）疼痛特点：活动期以疼痛和发僵为主。病变在骶髂关节和下腰椎时，患者感腰骶部痛、发僵或有坐骨神经痛和髋关节痛。颈椎受累时，有颈部疼痛和活动受限。胸椎受累时，出现背痛或伴有束带样感觉的胸痛。强直完成后，疼痛反而缓解甚至完全消失。

（4）X线片表现：① 多由骶髂关节开始发生改变（关节裂隙增宽→关节面不整齐→裂隙变窄→融合）；② 脊椎小关节面模糊→融合；③ 脊柱的前纵韧带、后纵韧带、椎间韧带、关节囊等骨化，最后形成"竹节"样脊柱。

（5）全身症状：可有乏力、低热、消瘦、贫血、食欲减退等。

（6）血液检查：① 有贫血表现，血红蛋白低于正常值（正常血红蛋白值为：男性 120～160 g/L，女性 110～150 g/L）；② 活动期红细胞沉降率（血沉）增快（正常男性 0～15 mm/1 h，女性 0～20 mm/1 h，均为魏氏法）；③ 抗链球菌溶血素"O"试验（抗"O"试验）滴度不高（正常滴度为 0～500 U，风湿病患者抗"O"增高）；④ 类风湿因子多为阴性（类风湿关节炎患者 70%～80% 类风湿因子阳性）；⑤ 血清 C-反应蛋白明显增高；⑥ 血清碱性磷酸酶轻度或中度增高；⑦ 血清 IgA 和 IgM 可有轻度或中度增高；⑧ 90% 以上的患者 HLA-B27 阳性。

符合强直性脊柱炎的诊断标准，凡有典型的双侧骶髂关节X线片改变，并具有下述一项表现者即可确定诊断：① 下背痛和发僵超过 3 个月，经休息不缓解；② 胸痛及脊柱发僵；③ 腰椎活动受限；④ 胸廓运动受限；⑤ 患有虹膜炎（一种眼部疾病）。

有无特效疗法阻止强直性脊柱炎的发生和发展

目前尚无特效疗法来阻止强直性脊柱炎的发生和发展,但可以用药物治疗和医疗体育等办法来缓解症状,减轻患者的痛苦。

主要防治措施有以下几方面:

(1) 全身疗法和药物疗法与类风湿关节炎相同。

(2) 医疗体育:鼓励患者进行力所能及的体力劳动和体育活动,充分活动各关节。定时做深呼吸、扩胸、挺直躯干等运动。

(3) 活动期患者应睡硬板床、低枕、仰卧,起床时穿钢背心,以防止驼背形成。但也须注意不能使身体形成过伸姿势。一般应在直立时脊柱稍为前弯为宜。

(4) 早期深部X线照射治疗,可以减轻疼痛,减慢本病的发展进程,但可能诱发白血病(俗称"血癌")、骨肉瘤(一种恶性肿瘤)、再生障碍性贫血、脊髓炎等严重并发症,目前已很少应用。

(5) 手术:① 双侧髋关节强直对生活造成困难者,可考虑做髋关节成形术(把强直的髋关节凿开来,使之能够活动的一种手术)或做全髋关节置换术(换成人工的髋关节)。② 对脊柱有严重屈曲畸形,但病情稳定的患者,可行脊柱截骨术,例如腰部后凸处楔形截骨。然而,这类手术创伤大,常会产生严重并发症,需要谨慎从事。

在急救现场怎样判断伤者有无脊柱骨折

在某建筑工地上,一位工人从脚手架上摔下,顿时感到腰背部疼痛,两下肢无力和麻木感,同事们很快围上来将他扶起,并问他要不要送医院?会不会"脊梁骨"骨折?他勉强迈出几步。突然,其两下肢无力和麻木加剧,再次倒下,立刻两下肢瘫痪,于是被送往医院急诊。医师听完病史后叹息道:"太可惜了!刚摔下来时如果能考虑到脊柱骨折,不要扶他起来,立即让其躺平着送来就不会造成截瘫了,站立和行走加重了骨折,使本来未受压迫的脊髓受到了压迫……"

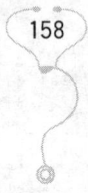

假如急救或事发时有人懂点医学知识,能初步判断脊柱有无骨折就好了。那么怎样判断呢?可依据以下几方面。

(1)受伤时的情景:有严重外伤,如从高空落下;重物打击头、颈、肩或背部;跳水受伤;塌方事故时被泥土、矿石掩埋等,均有脊柱骨折的可能。

(2)伤者的客观表现:胸、腰椎损伤后,患者感到背脊骨剧痛,不能坐立,翻身困难,感觉腰部软弱无力。颈椎损伤时,有头颈痛,不能活动,伤者常用两手扶住头部。伤后稍久,由于腹膜后血肿对自主神经的刺激,肠蠕动减慢,常出现腹胀、腹痛、大便秘结等症状。脊柱骨折或脱位时容易压迫脊髓,根据损伤平面的高低不同,可出现两下肢(胸腰段)或四肢(颈段)无力或瘫痪,甚至大小便失禁。如神经根受压时,则有该神经管辖区的疼痛和麻木。

(3) **呼吸困难**:颈椎骨折或脱位致四肢瘫的患者,常因肋间肌瘫痪而呼吸困难,出现腹式呼吸(腹部随呼吸起伏),正常时应为胸式呼吸,即胸部随呼吸起伏。

当然,在各种外伤事故的现场,要特别注意伤者的全身情况,脊柱骨折只是复合伤中的一部分,要先处理紧急情况,抢救生命。避免为判断有无脊柱骨折而反复询问和检查,忽视了颅脑、胸、腹腔脏器损伤和并发休克的可能性。在不能肯定有无脊柱骨折时,若有怀疑,切勿让伤者站立和行走,先当作有脊柱骨折的伤者来搬运。

怎样搬运脊柱骨折伤者

一旦确认为脊柱骨折,搬运时应该用担架。如没有现成的担架,可拿椅子、门板、竹竿、衣服等临时做成简易担架。担架搬运需注意以下几点。

(1) 将伤者轻轻搬到担架上,两个急救者均在伤者的右侧跪下右腿,一位救护者的左手抬伤员的头肩,右手伸到腰背部;另一位救护者的左手和前一位救护者的右手接近,放在伤者的骨盆部,右手抬腿部,这样就很容易将伤者抬起来。

(2) 抬担架时,伤者头部在后,足部在前,后面抬担架的人要随时注意伤者的变化,如有病情变化,应立即停下来抢救。抢救者可以是单位保健站或附近卫生站的医师。因此,外伤事故发生后,最好立即请基层单位的医师到场。

(3) 对脊柱骨折的伤者,担架必须用木板或门板做成。搬运时先使伤者两下肢伸直,两上肢也伸直放身旁。除前述的方法将伤者托至担架上外,更好的方法是将木板放在伤者一侧,2~3人扶伤者躯干,使其成一整体滚动着移至担架上,注意不要使躯干扭转。禁止用搂抱或一人抬头,一人抬足的方法,因为这些方法将增加脊柱的弯曲,加重脊柱骨和脊髓的损伤。对颈椎损伤的伤者,在搬动时要有专人托住头颈部,并沿纵轴向上略加牵引,使伤者的头颈部随躯干一起滚动。当伤者躺到担架上以后,用沙袋或衣物等垫塞于颈部两侧,使伤者的头颈部得到固定。

脊柱骨折如何治疗

脊柱骨折的治疗因年龄、部位、移位程度和神经是否受压等不同而各异。最轻者可不加任何处理,照样生活,最重的截瘫或四肢瘫痪,需尽一切努力来治疗。

(1) 附件骨折:单纯的附件骨折,如横突骨折和棘突骨折,只需卧床休息数周即可。若忍着疼痛坚持工作,也不会产生不良后果,最多遗留慢性疼痛。但不少附件骨折,如关节突、椎板、椎弓的骨折,常与椎体压缩性骨折合并发生,治疗时主要根据椎体压缩性骨折来选择方案。少数单纯的附件骨折,例如双侧椎弓峡部骨折,治疗时不能等闲视之,常需上石膏背心,否则可引起脊椎滑脱,造成脊髓或马尾神经受压的严重后果。

(2) 胸、腰椎骨折与脱位:可有骨折部位后凸畸形,压痛明显,伤处有叩击痛和头部冲击痛[图11(1)]。好发于胸腰段,即第11、第12胸椎和第1、第2腰椎。引起骨折的原因很多,但主要是由于间接的压缩力量使脊柱突然向前弯曲所致,如自高处坠跌,足和臀部着地后,在胸、腰椎交界处受到挤压力而导致骨折。也有因重物自高处落下,冲击头部或肩背部,使脊柱骤然过度前屈,造成椎体前缘的楔形压缩性骨折或骨折脱位[图11(2)、(3)]。因此,治疗的原则是使脊柱过伸。单纯压缩骨折,椎体压缩不到1/3者,可仰卧于木板床上,在骨折部垫厚枕,使脊柱过伸,同时伤后1~2天即逐渐进行腰背肌功能锻炼。8周后骨折基本愈合。椎体压缩超过1/3的青少年及中年伤者,以往用两桌法过伸复位,石膏背心固定(患者俯卧,头及上胸部置于高桌上,两手把住桌边,两大腿放在低桌上,使身体中段悬空,脊柱过伸位上石膏背心)。石膏固定期间也要坚持腰背肌锻炼。3个月后拆石膏。年老或体弱者不能忍受两桌法复位,也像椎体压缩不到1/3者那样治疗。目前,对椎体压缩比较严重,而且能忍受手术者,采用在椎体内注射骨水泥的方法来恢复椎体的高度。对骨折脱位有小关节突交锁或有截瘫者,往往要做切开复位、椎弓根螺丝钉内固定术,同时使受压的脊髓或马尾神经解除压迫。

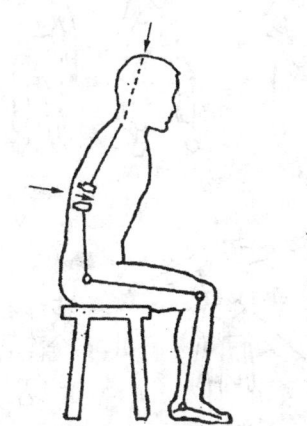
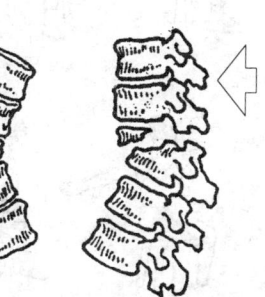

(1) 冲击头部,在背部伤处出现疼痛　　(2) 压缩性骨折　　(3) 骨折脱位

图11　胸、腰椎压缩性骨折示意图

(3)颈椎骨折或脱位:椎体压缩或移位较轻者做卧位的颈椎枕颌带(四头带)牵引。椎体压缩或移位明显的用颅

骨牵引(需在颅骨上打2个洞,放置颅骨牵引弓后再吊重物)。不管采用枕颌带牵引还是颅骨牵引,待复位后用石膏将患者的头、颈和躯干上半部固定起来(医学上称头颈胸石膏)。如上法不能复位,则需手术复位。

(4) 脊柱骨折愈合后的治疗:脊柱骨折愈合后进入恢复期,为恢复脊柱活动程度,可做医疗体操练习[图12]。为恢复肌力,除继续锻炼腰背肌外,可增加仰卧起坐;双抬腿即仰卧位两腿同时抬起(膝部伸直),侧卧位抬起一腿(膝部伸直)。经过一个阶段的上述练习,再增加背肌耐力练习,两肩各负重5～15 kg重的沙袋,挺腰持续20～30分钟或至稍感疲劳,可采用坐、立、走等不同姿势进行,练习时不可用两臂协助支撑,如双手叉腰或支膝等。

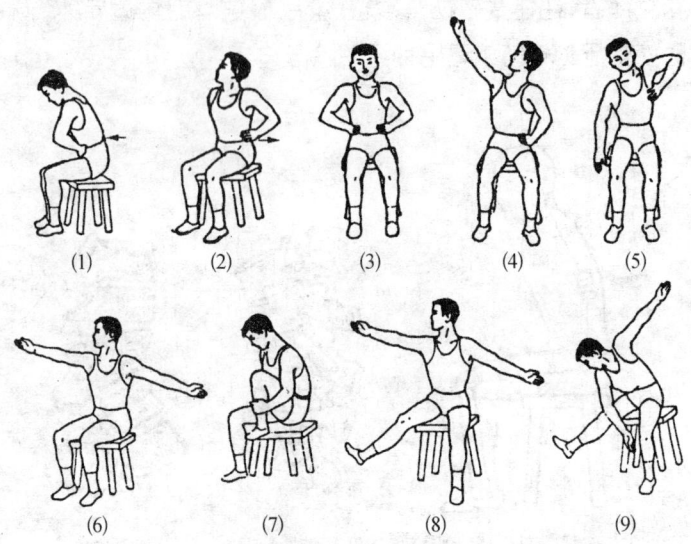

(1) 两手叉腰,上身略前倾;(2) 两手叉腰,挺胸;(3) 两手叉腰向左右转体;(4) 一臂叉腰,另一臂后上举,双侧交替进行;(5) 身体侧屈(双侧交替);(6) 两臂侧平举;(7) 屈曲一腿,两手抱膝,双侧交替;(8)(9) 两臂侧平举,上体扭转,稍弯腰右手触左脚(双侧交替)

图12　脊柱骨折恢复期的医疗体操练习

姿势不良引起的腰痛如何进行体育锻炼

常见姿态不良性腰痛的原因有：胸椎后凸增加、腰椎前凸增加或腹部前凸。锻炼目的为改正不良姿态。肌肉锻炼包括下列内容。

（1）站位收缩双臀肌及收缩腹肌、挺胸、头部及两眼平视，保持此位置约1分钟。

（2）坐位使用直椅，避免坐沙发。两手置于背后，向前弯腰，两眼平视，使两肩后伸，然后站立，收缩腹肌约1分钟。

（3）俯卧位，两臂置于体旁，收缩臀肌及腹肌。轻度抬起头部及双肩，后伸两肩部约1分钟。

（4）仰卧位，屈曲膝部，足部着地，以后用手牵拉膝部，靠拢胸壁约1分钟，然后放回膝部至屈曲位。先左侧后右侧。每天多次反复进行，直至症状消失。如患者过于体胖，应减轻体重，平足症应给予相应治疗。

在姿势性腰痛患者进行体操疗法前，首先应排除脊柱结构性、腹内和胸内疾患所造成的腰痛。另外，必须肯定姿势不良不是属于保护性的，后者进行体操锻炼反可造成坐骨神经痛。如腰痛系一侧下肢短缩，腰椎侧弯为代偿性，仅矫正脊柱侧弯不易收效，应将鞋垫高，然后进行体操锻炼。

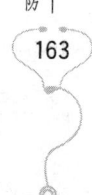

腰痛患者如何进行康复训练

许多腰痛患者可以通过康复训练使疼痛得到缓解，甚至完全消失，但因人而异，而且应该坚持训练。分为卧位练习、背部练习、支撑练习、伸腿练习、坐位练习和站立练习六大部分[图13]。

一、卧位练习

练习 1

- 采取卧位
- 屈臂,将手放在双肩下
- 伸直双臂,使上体向上
- 使胯部自由悬空
- 保持一定时间,放松

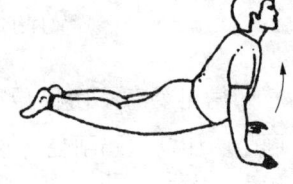

练习 2

- 采取俯卧位
- 屈臂,使肘关节与双肩平齐
- 保持头部正位
- 抬起双臂,身体和头部轻轻抬起
- 双脚着地
- 保持一定时间,放松

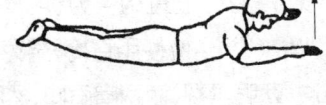

练习 3

- 上接练习 2
- 轮流向前伸直手臂

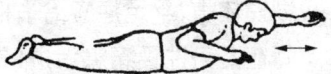

二、背部练习

练习 1

- 采取仰位
- 屈双腿
- 轻轻前后摆动胯部

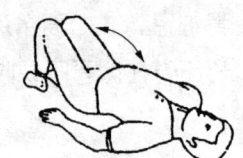

练习 2

- 采取仰位
- 屈双腿
- 抬起胯部,尽量向上
- 保持一定时间,放松

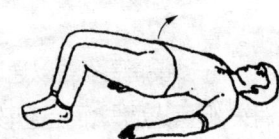

练习 3

- 采取仰卧位
- 屈双腿
- 双手抱膝,尽量向胸部收紧
- 保持一定时间
- 双脚落地,屈双腿

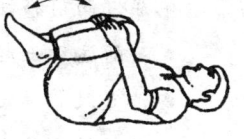

练习 4

- 采取仰卧位
- 屈起双腿,抬起双脚并交叉
- 将双手放在脑后
- 头及双肩抬起
- 保持一定时间,放松

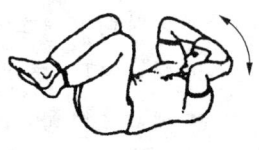

练习 5

- 上接练习 4
- 抬头,上身离地
- 轮流让右肘碰左膝,左肘碰右膝
- 每个姿势均保持一会儿,放松

三、支撑练习

练习 1

- 用双膝,双手支撑身体
- 双手位于双肩下,双膝位于臀部下
- 拱起背部
- 保持双臂伸直
- 保持一定时间
- 放松后背
- 重复多次

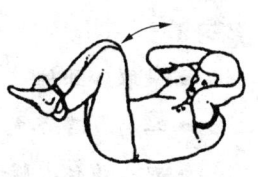
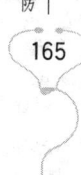

练习 2

- 从拱起后背的位置开始

- 向后移动臀部,向下靠近脚跟
- 屈臂向前移动胸部
- 头随运动一起移动
- 伸直双臂
- 平滑的重复上述动作数次

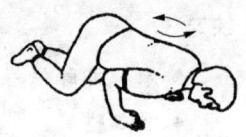

练习 3

- 用双膝,双手支撑身体
- 同时向前伸左臂,向后伸右腿,收回。换另一侧
- 使后背伸直
- 头与后背在同一水平面
- 每个姿势保持一会儿,放松

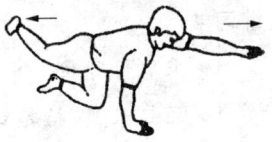

四、伸腿练习

练习 1

- 采取仰卧位
- 抬起右腿,尽量靠近胸部
- 双手抱住大腿
- 抬腿
- 将脚向上伸,直到大腿后部肌肉感到紧张
- 保持 15~20 秒
- 大腿必须伸直,放在地上
- 双腿轮流做此练习

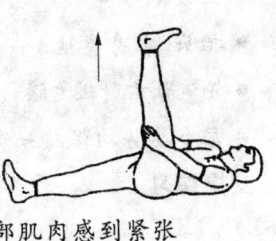

练习 2

- 采取侧卧位
- 向前屈起左腿
- 右手抓住右脚
- 将右脚跟尽量靠近臀部,膝关

节向后伸,直到大腿前部肌肉被拉紧
- 保持大腿水平
- 保持15~20秒
- 换另一侧重复练习数次

五、坐位练习

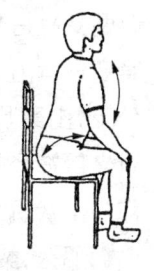

- 上身正直,坐在椅子上
- 双腿稍稍分开
- 双脚位于双膝正下方
- 脚趾稍稍向外
- 上身正直,胯部向后移动
- 胯部向前,胸部向前,向上
- 平滑地重复上述动作

六、站立练习

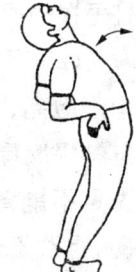

- 站直,双手放在胯部
- 向后屈体,尽量向后。保持膝关节伸直
- 上身恢复原位
- 重复上述动作数次

图13 腰痛康复训练体操

什么叫梨状肌综合征

梨状肌综合征听起来比较陌生,不像慢性腰肌劳损那么耳熟。梨状肌综合征就是与梨状肌病变有关的各种迹象,它也是慢性腰腿痛的常见原因之一。

梨状肌起于骶椎的前面,分布于骨盆的内面,经坐骨大孔穿出骨盆进入臀部,止于股骨大粗隆(位于大腿上端外侧与臀部交界处)。此肌肉常因急、慢性损伤,或加上解剖方面变异,易发生损伤性炎症改变,刺激或压迫该部位的坐骨神经。梨状肌与坐骨神经的关系多变,有的在骨盆内就分为两支。根据统计,坐骨神经以单支从梨状肌下方穿出坐骨大孔进入臀部者只占60.5%,而以单支形式穿梨状肌或以两支夹持梨状肌(一支经梨状肌下方,另一支穿梨状肌)等变异者占39.5%。由此很容易理解,在坐骨神经(或其分支)由梨状肌中间穿出者,一旦梨状肌有损伤性炎症,它对坐骨神经的刺激是如此的直截了当,从而产生了腰腿痛,称为梨状肌综合征。

那么,梨状肌综合征有哪些病变的迹象呢?医师又是如何下诊断的呢?

(1)患者多有肩扛重物,或者在蹲、站时下肢扭伤或慢性劳损的病史。

(2)患者自觉腰臀部或一侧臀部疼痛或酸胀,大腿有感应痛,一般不超过膝弯,偶尔有小腿外侧麻木或腓总神经麻痹的表现。典型的腓总神经麻痹的主要表现为足不能背伸(俗称脚弯子抬不起来),足下垂并有内翻,足趾不能伸。因为足尖下垂,患者必须用力使髋、膝关节高度弯曲以提高下肢抬起足尖,才能行走,因而呈"跨阈步态"。针刺觉减退或消失在小腿外侧面和足背较为明显。当然,绝大多数患者不会严重到这个程度,只是有其中部分表现。

(3)行走着力,大小便或重咳时,由于腹腔内压力的增加,使腰臀部疼痛加剧。

(4)严重者臀部剧痛如刀割样,以致行走不便,跛行(俗称跷脚)。

(5)患者腰部一般无明显畸形及压痛点。患侧臀部肌肉可有萎缩和松弛。梨状肌所在的位置(大约在臀部中央可摸到条索状肌束,可有压痛。

(6) 直腿高举试验时,患肢抬高至60°以前疼痛明显,超过60°后疼痛反而减轻。嘱患者自己将患侧下肢外展外旋时可引起坐骨神经痛。

梨状肌综合征的治疗有以下几种方法。

(1) 药物治疗:可用布洛芬(芬必得)、洛索洛芬(乐松)、塞来考昔(西乐葆)等非甾体类消炎镇痛剂(三者中择一),适用于疼痛较严重者。若有胃部不适即停用。神经妥乐平是将牛痘疫苗病毒接种到家兔皮肤中,从发生炎症的皮肤中提取出来的非蛋白性生物制剂,止痛疗效确切。因臀部肌肉丰富,梨状肌的部位很深,所以用膏药或其他外用药效果不佳。

(2) 理疗或按摩:可解痉镇痛,舒筋活血,促进炎症消退,缓解疼痛、酸胀等症状。

(3) 压痛点封闭疗法:醋酸泼尼松龙1 ml或醋酸曲安奈德(醋酸确炎舒松-A)1 ml加2%利多卡因5 ml注射于梨状肌部位压痛点,每周1次,3～4次为1个疗程。对慢性者,触诊梨状肌纤维局限性肿胀,肌质变硬,弹性变差,则用醋酸氢化可的松1 ml加透明质酸酶1 500 U和0.5%普鲁卡因18 ml压痛点注射,每周1次,3～4次为1个疗程。注意在注射前须做普鲁卡因过敏试验。

(4) 手术:经上述各种方法无效,病程很长,疼痛等症状严重,影响生活和工作的患者可考虑手术。手术的目的是将梨状肌切断,或将坐骨神经同梨状肌和(或)软组织行粘连松解。但疗效不能肯定。

什么叫坐骨神经痛？有什么特点

首先应该指出，坐骨神经痛不是一种疾病，而可以理解为像咳嗽那样，是一种症状。以慢性咳嗽为例，健康状态良好的慢性咳嗽，多见于慢性咽、喉炎及支气管炎，也可见于慢性支气管扩张。呈进行性消瘦的慢性咳嗽病者，须注意为消耗性疾病，如肺结核和肺癌等。同样，坐骨神经痛也可以由许多疾病引起。

坐骨神经痛是指沿坐骨神经通路及其分布区域的疼痛，即在臀部、大腿后侧、小腿外侧及后侧和足外侧的疼痛。按照病理变化的部位不同，可分为根性和干性坐骨神经痛两种。

根性坐骨神经痛的病变主要位于腰椎管内，如腰椎间盘突出症、腰椎管内肿瘤、腰椎骨肿瘤、腰椎结核、退行性腰椎管狭窄、由腰椎弓根骨折（腰椎弓峡部不连）引起脊椎滑脱及邻近组织损伤等，均可在椎间孔区压迫神经根引起根性坐骨神经痛。

干性坐骨神经痛的病变主要位于椎管外，常见的有腰骶神经丛及神经干附近的病变，例如骶髂关节炎、髋关节炎、各种损伤、神经本身发生肿瘤等。某些代谢性疾病如糖尿病和下肢的动脉内膜炎也可有坐骨神经痛的表现。

无论是干性或根性坐骨神经痛，其疼痛各有特点。

（1）干性坐骨神经痛的特点：疼痛多呈持续性钝痛而有发作性加剧。发作性时疼痛呈烧灼样和刀刺样，且常在夜间加剧，患者往往采取一系列的减痛姿势。例如睡时取健侧卧位及微屈患侧下肢，若从仰卧位起坐时，患者常将患侧的膝关节屈曲；坐下时以健侧臀部先着力，站立时身体重心略向健侧倾斜,患者下肢在髋关节和膝关节处微屈,造成脊椎侧弯,凸部多朝向健侧。

干性坐骨神经痛常有如下压痛点:① 臀点,相当于环跳穴,在坐骨结节与股骨大粗隆之间;② 腘点,在腘窝线(膝弯的横纹)中点向上约 2 cm 处;③ 腓肠肌点,在小腿后面的中央,相当于承山穴;④ 踝点,外踝(俗称"脚弯"外侧所突出的骨头处)之后,相当于昆仑穴。90%以上的患者直腿高举试验阳性。尚可见坐骨神经所支配的肌肉如小腿后方的腘肌和腓肠肌等出现肌肉松弛和萎缩,跟腱反射减弱或消失,小腿外侧和足背有针刺感觉减退区。

(2) 根性坐骨神经痛的特点:根性坐骨神经痛比干性坐骨神经痛多见。根性坐骨神经痛于咳嗽、打喷嚏和用力时疼痛加剧;腰椎棘突和横突压痛明显。患者仰卧位时,屈颈或向前弯腰,患侧下肢即自动屈起,同时腰腿痛加剧。将患者健侧的腿抬高(患者取仰卧位),患侧腿部出现疼痛(医学上称为交叉性直腿高举试验阳性)。脑脊液化验可以发现其中所含的蛋白质和红细胞、白细胞等有异常。而干性坐骨神经痛以沿坐骨神经压痛点(如前述)的压痛较明显,无腰部压痛,交叉性直腿高举试验常为阴性,脑脊液化验一般为正常。

坐骨神经痛如何治疗

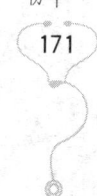

坐骨神经痛的治疗,首先要寻找发病原因,然后针对病因治疗。一时找不到原因的,如疼痛明显,应该适当卧床休息,最好睡硬板床。中医讲究扶正祛邪、辨证论治,可以服用中药。针灸和推拿对合适的病例有一定疗效。压痛点封闭疗法有时疗效也较满意。另外,理疗、热敷、红外线、超短波透热等都可以缓解疼痛。口服止痛药物：可用布洛芬（芬必得）、洛索洛芬（乐松）、塞来考昔（西乐葆）等非甾体类消炎镇痛剂（三者中择一），适用于疼痛较严重者。若有胃部不适即停用。神经妥乐平是将牛痘疫苗病毒接种到家兔皮肤中，从发生炎症的皮肤中提取出来的非蛋白性生物制剂，止痛疗效确切。麻木症状比较明显的可加服维生素B_1、甲钴胺（弥可保）和地巴唑。

唐代名医孙思邈说："人欲劳于形，百病不能成"，"养生之道，常欲小劳"。其意即"生命在于运动"。患有坐骨神经痛的患者，尤其是老年患者，仍需坚持适度的体育锻炼，帮助解除运动障碍，增大活动范围，增强体质，增强肌肉力量，防止肌肉萎缩，提高抗病能力，改善全身健康状况。这对防治原发性坐骨神经痛即坐骨神经炎引起的坐骨神经痛确实有一定的效果（原发性坐骨神经痛主要是坐骨神经本身的间质增多，多因局部慢性感染，经血液而侵及神经外衣引起，多和肌炎及纤维织炎伴随发生。寒冷、潮湿常为诱发因素。而前面讲的大多数是继发性坐骨神经痛，即不是坐骨神经本身的病变所引起）。

类风湿髋关节炎的表现有哪些？髋关节都会强直吗

一位40岁左右的女士排队等候就诊，当队伍向前移动时，人们注意到她的跛行比较明显，在其后面的老妈妈问她看什么病，她的泪水禁不住夺眶而出："我得了类风湿髋关节炎，人家说我的髋关节迟早要

> 强直,我想问问医师,大概还有几年关节会僵掉?"医师根据她所带的外院化验检查单及有关资料,询问了病史,并做了体格检查,同意外院所做类风湿髋关节炎的诊断,但告诉她髋关节不一定会强直,她那紧张的面容才有所放松。

类风湿关节炎是一种慢性全身性疾病,开始时可以有多关节疼痛,常见的受累关节依次为手、腕、膝、肘、足、肩和髋关节,即髋关节受累的最少。该病的病因尚未完全明了,医学上把它归于全身性胶原纤维病(亦称结缔组织病)一类。构成关节的各种组织如滑膜、软骨、韧带、肌腱部位都有病变。由于类风湿关节炎可引起关节畸形,甚至强直(关节一点也不能活动),严重影响劳动力甚至日常生活,所以人们对它有惧怕的心理。

类风湿关节炎(包括类风湿髋关节炎)有如下特点。

(1) 发病年龄:好发年龄在15岁以后,高峰在35~45岁之间,以女性为多。家属中可能有同样病史。

(2) 发病方式:多为缓慢发病,急性发病者极少,发病前可能有受冷、湿及过劳史。

(3) 全身症状:可有乏力、消瘦、贫血,尤其在发病早期如此。尚有全身不适、食欲不振、体重减轻以及低热,手足出汗和关节酸痛等前驱症状。儿童患类风湿关节炎的可有高热。

(4) 病变关节的表现:① 初有关节酸痛,反复发作逐渐恶化乃至活动不便。关节病变往往是双侧性的。② 受累关节肿胀,扪之热感(皮温增高),皮肤发红(急性期),有压痛。前述的那位女士双侧髋关节红、肿、热、痛都有。③ 关节积液,关节囊肥厚,肌肉萎缩,关节挛缩,最后关节活动功能障碍,以致发生僵硬(或多或少还保留一点活动)直至强直(一点也不能活动)。但髋关节强直极少见,而腕、肘、膝关节强直较多见。儿童患者还可影响骨骼生长发育,关节畸形和残废更为严重。

(5) 各种实验室检查结果:① 类风湿因子试验阳性者占全部患者的70%～80%,但类风湿因子阳性者并不一定是类风湿关节炎,其他结缔组织疾病,如系统性红斑狼疮、结节性动脉炎、皮肌炎、硬皮病等也可阳性。② 红细胞沉降率(血沉)增快,可作为类风湿关节炎活动的标志。但红细胞沉降率不是特异性试验,任何身体内的炎症、组织坏死或恶性肿瘤都可能使其加速。在同一个患者反复检查,可作为衡量治疗效果和观察病情演变的一个有用的指标。③ 血常规检查至少1/4的患者有贫血,贫血的程度常与病变的程度成正比。也就是说,血红蛋白越低,类风湿关节炎越严重。④ 血清白蛋白降低,球蛋白增高。免疫蛋白电泳显示IgG、IgA及IgM增多。

(6) X线表现:早期仅见关节的软组织肿胀,以后出现骨质疏松,关节间隙变窄,关节面边缘侵蚀及骨质内小囊状破坏,可发生关节畸形和骨性强直。

类风湿关节炎是一种严重疾病,不应轻易作出诊断,以免导致患者不必要的担心和恐惧。在典型的X线片表现未出现以前,至少要具有下述几点:① 两个以上关节肿胀疼痛;② 同一关节有两次以上发作;③ 有贫血、体重下降等全身症状及阳性实验室检查结果。

类风湿髋关节炎如何治疗

类风湿关节炎不管累及髋关节还是其他各关节,其治疗目的都一样:① 让患者了解疾病的性质和病程,增强患者与疾病作斗争的意志,克服困难,与医师密切配合,做好功能锻炼;② 缓解关节的疼痛;③ 抑制炎性反应,消散关节肿胀;④ 保持关节功能,防止畸形的发生;⑤ 纠正关节畸形,改善肢体功能。

为了达到上述治疗目的,可采取如下治疗措施。

(1)全身疗法:① 急性期应卧床休息,急性期过后可适当活动;② 鼓励患者保持乐观精神增加治疗信心;③ 改善休息环境,保持空气新鲜,阳光充足,防寒保暖,避免冷湿;④ 注意加强营养,给予丰富的蛋白质和维生素;⑤ 消除感染病灶,积极查找感染灶,并给予有效的治疗(包括手术、药物和理疗等)。因为目前认为本病的病因可能是链球菌感染基础上引起的自身免疫反应。常见的慢性感染病灶有耳鼻咽喉疾病(如慢性咽炎、慢性扁桃体炎等)、龋齿、肠胃道障碍等。

(2)西药治疗:本病无特效治疗方法。在急性期的主要措施是缓解疼痛与防止畸形。甾体类消炎药是一线治疗药物,它具有良好的止痛作用,缺点是长期服用不良反应大。以往常用的吲哚美辛因不良反应过多而不常应用。治疗原则没有改变,起初2周内的剂量应是镇痛常规剂量的2倍,2个月后剂量减半。许多缓解疾病的抗风湿慢作用药物是二线治疗药物,属于这类药物的有柳氮磺吡啶、金制剂、甲氨蝶呤、青霉胺等。已证实柳氮磺吡啶是首选药物,但治疗结果表明,它对周围型关节病变有效,而对中心型病

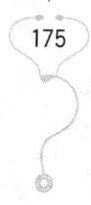

变效果则差。该药特别适用于病情轻微的年轻患者。

（3）激素类药物：例如可的松、泼尼松、地塞米松等，有迅速止痛和消肿的疗效。也可与阿司匹林、氨基比林或水杨酸钠（三者择一）合用，效果更好。停药后症状也即复发，不能达到根治目的，而且长期应用激素类药物并发症多而严重，故不宜常规应用。

（4）可的松混悬剂关节内注入法：在关节腔内药物吸收较慢，可保持较长期的疗效。可用醋酸氢化可的松混悬剂或醋酸曲安奈德（醋酸确炎舒松-A）1～2 ml加等量0.5%～1%普鲁卡因注入关节内，每周注射1次，不宜重复次数太多，但须做普鲁卡因过敏试验。本疗法与压痛点封闭疗法类似，但剂量比后者大些，然而计算起来，每次注入的激素仅25～50 mg，故患者一般不会产生激素药物的不良反应和并发症。

（5）草药单方：

● 豨莶草、老桑枝、木贼、艾叶、过山香枝各30 g。水煎，每天1剂，分2次服，连服1周至半月。

● 络石藤、土牛膝、木贼各15 g，地榆、桑枝、松节、酒各30 g，水煎，每天1剂，分2次服，连服1周至半月。

● 生草乌9 g，白蜜30 g，生甘草9 g，水煎1小时，每天1剂，分2次服，连服半月，对解除疼痛效果较好。

（6）中医辨证论治：

● 风寒：关节疼痛，遇冷加重，局部关节发冷，苔薄白腻，宜祛风散寒。方用：羌活9 g，独活9 g，姜黄9 g，麻黄6 g，芍药9 g，黄芪9 g，川乌6 g，细辛3 g，甘草6 g。

● 着痹：用于反复关节痛发作，经久不愈，宜祛瘀通络。方用：炙蜈蚣粉1 g（冲），炙全蝎粉1 g（冲），炙蛴螬1.5 g，炙蕲蛇5 g，炙䗪虫5 g，炙蜂房6 g，炙虎骨6 g，寻骨风9 g，

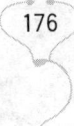

伸筋草9g,钻地风9g,甘草5g,鹿衔草9g,全当归9g,老鹳草60g。

(7)外敷法：用于四肢骨节肿胀疼痛,关节活动不利。桑桂枝各5g,川牛膝12g,透骨草15g,防风9g,萆薢15g,乳香5g,木香5g,没药5g,羌独活各12g,红花9g,当归9g,研细末。以上药物为1次量,以黄酒加水调成厚糨糊状敷关节,每天敷2次。

(8)矿泉浴疗法：在本病的非急性期与病情没有恶化的情况下,配合进行矿泉浴（如硫化氢和氡浴等）也是有价值的疗法。

(9)雷公藤制剂：有雷公藤多苷片和雷公藤酊剂(均为口服),经临床使用,疗效较好,且不良反应少而小,值得推荐。

(10)免疫抑制性药物：有一定的疗效。常用药物如硫唑嘌呤(每次50mg,每天2～3次),环磷酰胺(每次50mg,每天2次)等。该类药物必须逐渐减少剂量的1/3～1/2,然后长期维持(3～6个月或更长)。但可使白细胞下降,应严密观察临床疗效和定期检查血常规。

(11)有的医师主张用蜂毒、蛇毒注射(或局部涂擦),还有的用异体蛋白疗法、金制剂疗法等,也有一定疗效。

(12)关节局部治疗：

● 理疗：对于本病,物理治疗(简称理疗)是很有用的辅助治疗方法。理疗应在类风湿关节炎的慢性期进行。对正在发热或关节的炎症正在急性发作的患者,都应暂停理疗,以免使关节的肿胀增加,炎症加剧。

物理治疗的方法很多,在医院或疗养院常用的有红外线辐射；短波、超短波、微波；磁疗、激光疗法；蜡疗、泥疗；热气浴、热水浴；漩水浴、离子透入等。这些疗法的主要作用

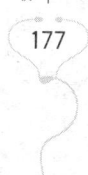

是透热,即将各种形式的热透到关节内部去。水疗还可利用水的浮力,减轻肢体的重量,以帮助受累关节的功能锻炼。泥疗和离子透入则可将药物的离子渗透到关节内部去。透热既能缓解肌肉痉挛和疼痛,又能扩张血管,改善局部血液供应,增加血氧含量,还可促进炎性产物的吸收。理疗可每天进行1次,10～15次为1个疗程。

家庭简易理疗法

类风湿关节炎的患者有些行动不便,也可在家自己用简易的方法进行理疗。现介绍些方法:

(1)如用热水泡手或泡脚,用大电灯泡照射,冬季也可用火炉或火炕烘烤。

(2)也可用热盐或热糠外敷等土法。热盐外敷是把大粒子的食盐1 000～1 500 g,放锅内炒热,装入布袋中,外敷患处。热糠外敷是把装250 g糠皮的布袋用锅蒸热至60℃左右,热敷患处。如在关节局部涂上一些白酒,再行热敷,则效果更好。大粒子盐和糠皮均可反复使用,故非常经济实用。

在家里自行透热治疗应掌握适当温度,避免烫伤皮肤。

- 防止畸形:在急性期可将患肢用夹板、石膏托或支具固定于功能位。为防止关节僵硬,可每天取下固定夹板,在不痛的范围内活动病变关节1～2次,以后可随病情减轻而增加。在慢性期,要加强全身能活动关节的功能练习,避免关节僵直。

- 按摩及推拿:不同病情方法不尽相同,可先由医师指导后,回家自行按摩或由家属推拿。但有些患者只能由医师操作。

（13）保健体操：适用于患者不发热和慢性期。古代医家为了保健、长寿和治疗疾病创编了许多保健体操。相传彭祖之所以长寿,是因为他坚持做"熊经鸟伸"的体操。后汉名医华佗更创编模仿鸟兽动作的"五禽戏"。保健体操不但能增强肌肉力量,减少和预防肌肉萎缩和骨质疏松,还可以减少和防止关节粘连,有助于改进和保持关节功能。此外,经常做保健操还可以增加食欲,改善精神面貌,增强体质。

（14）针灸：根据受累关节不同选择不同的穴位,有一定疗效。

（15）手术：如果上述各种治疗效果不显著,病变以某一关节为主,关节软骨未被破坏,可做滑膜切除术。滑膜切除后可中断自体免疫反应,改善关节功能。如畸形已固定,病情静止已达半年以上者,可行骨关节矫形手术,如关节成形术、关节融合术、截骨矫形术、关节切除术和人工关节置换术等。

什么叫弹响髋

弹响髋是髋部疼痛的原因之一,但这种疼痛较轻微,疼痛的部位在髋关节的外侧,其特点是有弹响,即当髋关节做某些动作时出现听得见或感觉到的声音或"咔嗒"响。所以,这种疼痛不会同其他原因引起的髋关节痛相混淆。应该指出,有许多弹响髋患者根本不痛,也无其他症状,只是许多患者因响声而感到不安。

为了分析弹响和疼痛的原因,先要介绍两块肌肉。第一块肌肉叫阔筋膜张肌,位于大腿上部的前外侧,起自髂前上棘,止于胫骨外侧髁,中间有一段参与髂胫束的组成。另一块肌肉叫臀大肌,位于臀部皮下,大而肥厚,形成特有的臀部膨隆。它起自髂骨翼外面和骶骨的背面,肌束斜向外下，止于髂胫束和股骨大粗隆（从大腿外侧自下而上触摸，大腿上端向外凸出的骨头即为股骨大粗隆）。如果髂胫束的后缘或臀大肌肌腱部的前缘增厚，在髋关节屈曲、内收或内旋活动时，上述增厚的组织滑过大粗隆产生摩擦，诱发弹响。此种现象多为双侧性。由于女性骨盆大，两侧股骨大粗隆间的距离较宽，股骨向中线倾斜度加大，两侧股骨大粗隆显著突出，比男性更易产生摩擦而弹响，所以弹响髋女性较多见。股骨大粗隆处有滑囊存在，经常摩擦使滑囊发炎，医学上称滑囊炎，就会产生疼痛。

对于没有疼痛等症状的弹响髋患者可不必治疗，只需向患者解释清楚即可。如有滑囊炎，患者有疼痛，可以行理疗。也可行局部滑囊内注射，比常规剂量略大，例如用1%普鲁卡因5 ml加醋酸曲安奈德（醋酸确炎舒松-A）1 ml（须做普鲁卡因过敏试验）。若疼痛和弹响均较明显，同时随髋关节活动可见到一条粗而紧的纤维带在股骨大粗隆上滑过，摸起来觉得该条索状纤维带增厚明显，则可考虑手术。手术的目的是切断或切除引起弹响的增厚肌腱和纤维组织。手术时患者侧卧，并做引起弹响的动作，直至弹响和摩擦完全消除为止。

前述的弹响事实上发生在髋关节外，相对较常见。但弹响也可以发生在髋关节内（儿童和成人都可发生），由于较少见，不再在此赘述。

小孩患股骨头骨骺缺血性坏死该怎么办

构成髋关节的两个关节面分别是髋臼和股骨头的软骨面。而小孩尚在生长发育时期，其股骨头有股骨头骨骺。

股骨头骨骺缺血性坏死（又称股骨头骨软骨病、扁平髋、幼年畸形性髋关节骨软骨炎等）是小孩髋部疼痛的常见原因之一。此病常使家长感到莫名其妙。那么股骨头骨骺缺血性坏死到底是怎么回事呢？

此病好发于3～10岁的儿童，男孩多见，比女孩多4～5倍。大多数只累及单侧，双侧发病者占15%～20%，有的双侧为先后发病，后发病侧较轻，病程一般为2～4年，病因不明，可能为慢性损伤；或由损伤或炎症引起的髋关节液增多，使关节内压力增高，影响股骨头骨骺的血液供应；或股骨头骨骺的先天性缺陷、内分泌紊乱等。

患孩可有如下表现：

（1）疼痛伴跛行：疼痛与活动有关，大腿根部及腹股沟区（在大腿根部前方与腹壁交界处）疼痛，也可有同侧膝内侧痛，休息后疼痛有所减轻。跛行有进行性加重，活动后加重，伴有乏力。

（2）活动功能受限：常表现为下肢外展（脚向外撇）和内旋（脚向内撇）活动受限。

（3）肌肉萎缩和畸形：大腿肌肉明显萎缩，臀肌萎缩，患侧髋关节呈屈曲内收挛缩状。

（4）压痛：腹股沟区或"大腿"（髋关节）外侧压痛，但该区无明显肿胀。

（5）由于骨骺与骨骼的生长发育有关，股骨头骨骺缺血坏死就影响了股骨生长，导致患肢缩短和步态异常。如果患肢同健侧相比缩短2.5cm以上可有明显跛行。双侧缩短可有蹒跚步态。

股骨头骨骺缺血性坏死的治疗原则是制止缺血过程，促进修复，保持和恢复髋关节全部活动范围。治疗方法有以下几种。

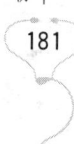

(1)卧床休息或避免负重：对髋痛伴有屈曲内收畸形，而X线片未出现明显坏死，具有滑膜炎征象时，应完全卧床休息3～4个月。

(2)制动和牵引：对痉挛性疼痛者，采用传统的外展及轻度外旋石膏制动。但长期制动对髋关节功能恢复不利，其最终效果不够满意，经过2～4年治疗后仍有5%病例出现股骨头畸形，同时出现明显的肌肉萎缩和肢体缩短，故有人主张用悬吊牵引，逐渐外展患肢，然后放入支架内。当拍X线片发现股骨头外侧出现骨化时，去除支架。家长要有思想准备，整个疗程长，平均需要9个月，至少要7个月。在牵引情况下，配合理疗，对促进髋关节活动范围和股骨头变形的再塑形，可能起着良好作用。

(3)抽吸：抽吸出髋关节内的积液会改善关节疼痛等症状，可以改变髋关节滑膜充血期间关节内的压力，改变股骨头缺血的自然过程。如果患孩有红细胞沉降率（血沉）增快，白细胞增高时，则更宜抽吸。

还有人将牵引、抽吸和理疗结合起来，改善症状会更加迅速，患儿会感到舒适。

(4)手术：手术的办法很多，例如软组织松解术，常适于有软组织挛缩畸形，或为缩短牵引时间而采用。有不少手术是为了预防股骨头塌陷和矫正股骨头半脱位，使股骨头有良好的髋臼覆盖。还有不少手术是为了改善股骨头和股骨头骨骺的血液供应。

发病年龄对远期治疗效果有明显影响，年龄越小，预后越好。有人认为8岁为预后分界线，可能与8岁后髋臼停止发育有关。股骨头为球形，髋臼像倒置的碗一样套在股骨头上，正常时非常匹配。发病以后，由于股骨头不再是球形，使股骨头和髋臼不相匹配。家长应该知道，若你的孩子在8岁以前发病,随着生长发育,有可能通过股骨头再塑造和髋臼发育达到非球形适合。相反,若8岁以后发病的孩子就失去了这种可能性。根据对患者长期随访表明,如果病变使髋臼和股骨头变形,关节面不平整,股骨头和髋臼不相匹配(医学上称骨关节炎),就会导致髋部疼痛。病后早期,髋关节疼痛不是由于骨关节炎,而是由于骨骺过早闭合,因并没有关节间隙狭窄和骨刺形成,只是股骨头由球形变为扁平畸形,必须经过几十年后,才会导致残废性骨关节炎(到那时可以做全髋关节置换术)。所以,发病年龄早,并得到适当的治疗,对好的预后起着重要作用。另外,根据长期随访观察,一般认为,男孩的预后较好,女孩较差。

髋关节结核治疗后能不"跷脚"吗

二号病室里靠窗口的"小山东"患髋关节结核。自从前天医师告诉他手术方案后,便呜呜咽咽哭起来,饭也不吃。这可把同病室的几个病友急坏了,围在他的床边安慰了不知多少次。今天护士长也来安慰了老半天,小山东才抽噎着说:"做手术倒是有思想准备的,只是医师说今后'跷脚'不可避免,你们想想,我才18岁。另外,除了医药费外,还要叫我老母亲到上海来照顾,吃饭住宿费用……"说着又伤心地哭起来。医师、护士、其他病室的病友听后都纷纷慷慨解囊。费用问题得到了解决,但他术后的"跷脚"问题是无法解决的,不管采取什么手术方案,也不过是"大跷"或"小跷"之分,因为小山东的髋关节结核

> 已是晚期全关节结核。X线片上已有明显骨质破坏，还有死骨和空洞，关节间隙狭窄，大腿外侧有冷脓肿，半年前溃破后窦道形成，至今还在流脓。

髋关节结核治疗后能不"跛脚"吗？有可能不"跛脚"，但一定要早期诊断和早期治疗。另一方面，患者的预后同发病年龄有关，年龄小（尤其是8岁以下），预后往往较好。

首先，髋关节结核以10岁以下的儿童多见，男孩多于女孩，单侧多于双侧。髋关节结核累及骨头（髋臼、股骨头和股骨头骨骺），由于骨质遭受破坏，使髋臼和股骨头不相匹配。如果8岁以前患病，结核破坏区随着生长发育，有可能通过股骨头再塑造和髋臼发育达到非球形适合。相反，若8岁以后发病，就失去了这种可能性。当然，8岁这个年龄界线不是绝对的，但这个道理与股骨头骨骺缺血性坏死时差不多。

其次，能否早期诊断和早期治疗，对髋关节结核治疗后会不会"跛脚"至关重要。与其他各种骨与关节结核一样，髋关节结核可分为单纯骨结核、单纯滑膜结核和全关节结核3种类型。刚得髋关节结核时只有2种情况，即单纯骨结核或单纯滑膜结核（均为较早期阶段），关节面未受侵袭，治愈后关节功能恢复良好，可望不"跛脚"。如果单纯骨结核或单纯滑膜结核时得不到及时和正确的治疗，两者都有可能发展为全关节结核，是髋关节结核的晚期阶段。全髋关节结核时，骨、软骨和滑膜均受侵袭，治愈后关节功能遭受不同程度损害，常遗留畸形或残废，至于"跛脚"，往往难以避免。

髋关节结核如何诊断

髋关节结核的诊断依靠病史、症状表现、体格检查及各种实验室检查等相结合。在全身骨和关节结核中，就常见性而言，髋关节结核占第三位，仅次于脊柱结核和膝关节结核，以10岁以下的儿童多见，男孩多于女孩，单侧多于双侧。因此，对于髋关节疼痛的患儿，要考虑到髋关节结核的可能性。髋关节结核有以下几个特点。

（1）全身症状和实验室检查：与颈椎结核相同。

（2）髋部疼痛与跛行：患侧髋关节（俗称"大胯"）有轻重不等的疼痛，并伴有跛行（走路"跷脚"）。在早期症状轻微，反复发作后加重。晚期甚至不能负重，即既不能站，更不能走。由于少走或不走，逐渐出现下肢和臀部肌肉萎缩。儿童髋关节结核与其他髋部疾病一样，常诉说膝部疼痛，容易发生误诊，失去了早期诊断的良机。这是由于髋关节炎症，刺激闭孔神经（该神经参与支配膝关节），引起放射性膝部疼痛。

（3）可有高热：结核患者一般为低热，但晚期全关节结核可有高热，不要因为高热而排除了结核的可能性。

（4）关节畸形：早期由于髋关节积液、积脓、关节肿胀，患肢往往外旋、外展（如双侧病变脚成外"八"字状态，若单侧病变则病侧肢体显得较健侧为长）。晚期患肢内旋内收畸形（如双侧病变，脚成内"八"字状态，若单侧病变则病侧肢体显得较健侧短）。晚期患者患肢缩短除内旋内收畸形的姿势引起的原因外，还由于股骨头破坏后患肢实质性缩短。有的患者可合并髋关节病理性脱位（俗称"脱胯"），这些患者还可有骨盆倾斜，腰脊柱前凸加重和脊柱侧凸。

（5）患侧腹股沟部（下腹部和大腿根部前方交界有皮肤皱纹处）肿胀，其中点下方有压痛。患肢活动受限。当患者仰卧，患侧下肢伸直，由医师叩击足跟时，腹股沟压痛处有传导痛。若让患者仰卧于硬板床上，尽量将髋关节和膝关节（均指健侧）屈曲，双手抱住膝部，试图使大腿前方向胸部贴紧，并使腰平贴床面。正常时，对侧下肢不离床面。如果对侧髋关节患结核，该侧下肢可以出现不能与床面接触，而是向上翘起，使下肢和床面之间形成一定的角度。这证明该侧髋关节有屈曲畸形，医学上称髋关节屈曲畸形试验阳性。

（6）X线片表现：应该同时拍双侧髋关节X线片做仔细对比，对早期诊断髋关节结核十分重要。单纯滑膜结核时关节间隙增宽，关节囊阴影扩大，髋关节周围骨质疏松，骨皮质变薄。单纯骨结核常发生在股骨头、股骨颈或髋臼，早期骨小梁模糊，病变发展时有骨质破坏、空洞或小的死骨。全关节结核表现为关节面破坏，关节间隙狭窄，股骨头和股骨颈有时破坏消失。

髋关节结核如何治疗

患了髋关节结核应该注意休息，改善营养状况，并应用中、西药物。髋关节的主要功能是运动和负重，因此，治疗中强调早期诊断并早期进行病灶清除和抗结核药物的应用（同颈椎结核）。

医师认为要手术的情况大致有以下几种：① 单纯滑膜结核经不手术的办法无效，做滑膜切除术；② 单纯骨结核有脓肿、死骨和空洞者，做病灶清除，遗留较大骨腔的患者还要植骨填塞空腔，术后要上髋"人"字形石膏（其范围是从胸部开始向下,包括腰椎、骨盆、病侧髋关节和整个下肢),或者采用病侧的下肢皮肤牵引代替;③ 活动期的全关节结核,如果年龄在15岁以下,单纯做病灶清除术,术后用髋"人"字形石膏固定3个月,15岁以上的患者病灶清除术后,如果是体力劳动者,同时做髋关节植骨融合(即让髋关节在功能位长死,一点不能活动),以求髋关节稳定和不痛,仍然能参加体力劳动。对非体力劳动者,不做关节融合,使髋关节保留部分尚残留的活动功能,但部分患者可能有不同程度的髋关节疼痛;④ 静止期的全关节结核,髋关节有屈曲内收畸形的患者,可做截骨矫形术。

髋关节骨关节炎有哪些临床表现

原发性多发生于老年人,俗称老年性髋关节炎;继发性髋关节骨关节炎患者发病年龄较小。本病起病缓慢,症状多呈间歇性,间歇期内无症状,多次发作后间歇期逐渐缩短,最后变为持续性。患者无明显的全身症状,主要表现为髋关节疼痛、僵硬和活动受限。

疼痛是髋关节骨关节炎的主要症状。开始时疼痛轻微,有时因受凉、劳累或轻微外伤后感到有酸胀感。随着疾病的发展,疼痛逐渐加重。关节开始活动时疼痛,稍活动后减轻,负重及活动多时加重。疼痛可位于腹股沟处,并向大腿或膝前内侧放射,也可位于臀部及股骨大转子周围,并向大腿后外侧放射。关节疼痛可长期不变,大多是慢慢加重。在晚期,当髋关节退行性变严重时,因骨赘刺激了肥厚而且有炎性的滑膜,使疼痛加剧,卧位和翻身活动时也感疼痛。

僵硬感是髋关节骨关节炎的另一个症状,若髋关节经过一段时间不活动,可出现暂时性髋关节僵硬;从一个姿势转变到另一姿势时，活动感到不便并有酸胀痛。早晨起床或久坐起立时最为明显，稍微活动后关节渐灵活。

髋关节活动受限也时有所见。由于关节囊纤维化、骨赘、关节面不平整，可使髋关节活动范围缩小，活动时可发出粗糙的摩擦音。

由于关节软骨磨损，边缘骨质增生和关节囊挛缩可导致髋关节畸形。

在X线表现方面，原发性髋关节骨关节炎早期因仅有软骨的退行性变，可无明显的X线改变。后期因关节软骨的丧失，关节间隙变窄和不规则，股骨头变扁，关节面不光整，股骨颈变粗短，髋臼外上缘和底部骨赘形成明显，可将股骨头大部覆盖。软骨下松质骨坏死，坏死的骨小梁吸收，而在髋臼顶部和股骨头内出现大小不等的囊样改变，并有骨质致密硬化现象。有时可见关节内游离体，晚期可发生髋关节半脱位现象。继发性髋关节病也有原发性髋关节骨关节炎的X线表现。

如何治疗髋关节骨关节炎

髋关节骨关节炎（老年性髋关节炎）的治疗分为保守治疗和手术治疗两种。

1. 保守治疗

（1）一般治疗：应适当休息，避免过度劳累、负重、受凉受潮。但也要避免老年患者长时间不活动，应该定时活动关节，如适度的散步等。症状较重时应完全休息。肥胖者应适当减轻体重。可在健侧使用手杖，减轻受累关节负重。为避免髋关节屈曲挛缩，患者可每天俯卧2～3次，不要坐很低的凳子和沙发。外旋、内旋、外展和内收锻炼可避免关节囊挛缩，下肢牵引可缓解关节软组织挛缩。

（2）急性期做理疗可以止痛消肿，改善关节功能；慢性期理疗可以增强局部血循环、改善关节功能。针灸推拿也有一定效果。

（3）药物治疗：可用布洛芬（芬必得）、洛索洛芬（乐松）和塞来考昔（西乐葆）等药物（均为非甾体类消炎止痛剂，任选一种，注意各种药物的不良反应）。神经妥乐平是将牛痘疫苗病毒接种到家兔皮肤中，从发生炎症的皮肤中提取出来的非蛋白性生物制剂，止痛的疗效确切。局部压痛点封闭治疗，在压痛点局部注射。例如，可用药物复方倍他米松（得宝松）和2%利多卡因，每周1次，3～4次为1个疗程。

2. 手术治疗

包括关节清理术、各种畸形矫形截骨术、股骨头髋臼成形术配合血管束植入、关节融合术和人工关节置换术。

随着人工髋关节假体的发展，全髋关节置换越来越广泛地应用于临床，它可使患者免除痛苦，改善关节功能。其适应证为：① 疼痛严重经各种治疗无效者；② 发生功能障碍影响日常生活者。人工关节有一定的寿命限制，患者的手术年龄一般要求在60岁以上，但随着假体材料和手术技术的发展，年龄限制有所降低。

如何诊断和治疗先天性髋脱位

先天性髋脱位多发生于女孩，一侧脱位比双侧脱位多见。由于髋关节先天性发育不良，使髋臼浅，而且股骨头小，在胎儿生长期中，股骨头就慢慢地从髋臼滑出，形成髋关节脱位。父母在小孩刚出生时如能详细检查，是可以被发现的。检查方法是把小孩平放在硬台面上，面朝天，把两侧膝关节和髋关节都屈曲到90°,然后把两大腿向外分开,假如两大腿的外侧面都能碰到台面,那就没病;假如一侧或两侧不能碰到台面,那就有问题,要进一步到小儿骨科去检查,确定有无脱位。

在小儿未能走路时,看不出异常,但到了独自走路时,步态有些异常。如双侧都有脱位,就可看到典型的"鸭行",小孩走路时身体会向两侧一摇一摆像鸭子走路。在站立时患儿的腰部向前凸出得特别明显。若仅仅一侧脱位则无"鸭行",但步态不正常,走路一跷一跷的。除了步态特别以外,无痛苦。小孩走路以前,因为没有特别症状,早期发现比较困难。

本病如能及早治疗,可完全治愈,而且方法简单。可应用矫形支具逐步矫形。亦可在全身麻醉肌肉松弛的情况下进行手法复位,然后上"蛙式石膏固定",一般需在这样的体位下维持9～12个月。每3个月更换石膏1次。一般超过3岁就必须手术治疗,年龄越大,手术复位越困难,而且效果亦不满意。

为什么急性化脓性髋关节炎早期不易发现

病床靠门口的那位女青年近来的情绪不太好,因为医师告诉她,她的急性化脓性髋关节炎已不是早期,X线片提示有骨质破坏,今后要或多或少地影响关节功能。这位女青年事业心很强,大学毕业后才2年,但工作中已取得不少成绩,这次患病确实对她是个不小的打击。

那么,女青年为什么不早点就诊呢?原来开始时她根本没有感觉到髋关节痛,只是膝关节痛,在离家附近的医院拍了X线片没发现异常。而且那时髋关节也不肿。虽然有发热,但误认为是病毒性感冒。现在经过医师解释,她才明白了误诊的原因。

关节疼痛为化脓性关节炎最早的局部症状,其程度因病情轻重而异,当活动受累关节时,疼痛加重。这是由于髋关节的炎症刺激了闭孔神经所发出的支配髋关节的分支,然而闭孔神经发出另一根分支支配膝关节,引起反射性的膝关节疼痛。这种情形可以比作电路,一根干线发出两根支线,其中一根支线有电,另一根支线依靠传导作用必然有电,除非线路中断或有其他故障。其次,化脓性关节炎都有关节肿胀。表浅的关节如肘、腕、膝、踝等关节,早期即可发现局部皮肤发热、发红、肿胀和波动感(用右手的示指急速按压病变关节肿胀处,左手的示指指腹置于关节肿胀的另一侧时,由于关节内积液受到右手示指的赶动,左手示指的指腹有受冲击的感觉)。在髋关节,因为软组织较厚,使关节的位置较深,早期不易发现前述的局部表现。正由于这两个原因,容易造成误诊。

为明确诊断化脓性髋关节炎,医师往往从以下几方面着手(这几方面同样适用于其他关节)。

(1)寻找病因:造成关节腔及其组成部分的化脓性感染,称为化脓性关节炎。其感染途径有3条:① 血源性感染:由于疖肿感染、蜂窝织炎、中耳炎及伤寒病、猩红热等炎症疾病,都能导致化脓性关节炎发病。② 直接感染:关节穿通伤、关节手术及穿刺等污染,造成化脓性关节炎。③ 蔓延感染:关节附近的化脓性病灶,关节周围的蜂窝织炎或骨髓炎等，都能蔓延到邻近关节形成化脓性关节炎。血源性感染最多，儿童发病多于成人；而因创伤感染致化脓性关节炎的则常见于成人。

（2）关节功能障碍：由于炎症及疼痛的刺激，患肢肌肉发生保护性痉挛，肢体多呈屈曲位，同时因炎症发展关节腔内脓液增加，使患肢固定在关节间隙充分扩大的位置，如髋关节受累患肢处于屈曲、外展并外旋位，关节不能由患者主动活动。

（3）血常规检查：白细胞总数及中性粒细胞增多[正常成人白细胞$(4\sim10)\times10^9$/L（4 000～10 000/mm³），其中的中性粒细胞占50%～70%]。

（4）血培养和尿培养：抽取患者的血液或取患者的尿液做细菌培养可为阳性，引起感染的细菌多为金黄色葡萄球菌或溶血性链球菌，也可为伤寒杆菌或肺炎双球菌等。如疾病早期培养阴性则应继续多次培养。

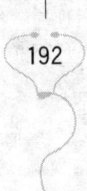

（5）关节腔穿刺抽液检查：关节液可做细菌培养，也可做涂片检查（将关节液涂在玻璃片上，显微镜下检查可发现含细菌）。在病的早期还可做白细胞计数及分类检查，若总数高达10×10^9/L（10 000/mm³）以上，中性粒细胞达90%，则化脓性关节炎可以诊断。

（6）拍X线片：早期见关节肿胀，关节间隙稍增宽。进入晚期则关节间隙渐变狭窄，软骨下骨呈现细毛状，骨质明显稀疏；到晚期则关节间隙可完全消失，并可出现病理性脱位。

急性化脓性髋关节炎如何治疗

急性化脓性髋关节炎的治疗与其他各关节的化脓性关节炎一样，原则是早期诊断，早期治疗，这是治疗取得成功的关键。及时应用有效抗生素，不仅能保全患者的生命，而且还可保留肢体的功能。

关节感染后发生的病理变化可分为3个阶段：浆液性渗出阶段、浆液纤维蛋白渗出阶段和脓性渗出阶段。如果患者在浆液性渗出阶段就治愈，关节功能可以保存；浆液纤维蛋白渗出阶段治愈，关节功能部分受损；到了脓性渗出阶段，不管用什么治疗方法，最终结果都将使关节发生纤维性或骨性强直。纤维性强直的关节残留少量活动，而骨性强直的关节则一点也不能活动。

所以，一旦关节内脓液已形成，应及时切开排脓。如关节破坏严重，功能已丧失，必须使关节强直在功能位置，以免造成畸形愈合，严重影响关节功能。髋关节的功能位是：前屈20°～30°，外展5°～10°（不可外旋的意思就是不能使足向外撇，膝盖骨应向前）。

为了迅速控制病情发展，减少全身中毒现象，常常给患者的血液和尿液作常规实验室检查及血培养，关节穿刺抽液送细菌培养及涂片检查，并作药物敏感试验，以利选择敏感性强的有效抗生素。这些检查有时需反复多次，患者不要有厌烦情绪。

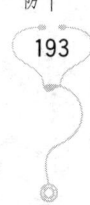

所用药物与急性化脓性骨髓炎相同。患者应卧床休息，补充足够液体，注意体内液体平衡，防止酸中毒，给予足够的营养。此外，可内服清热解毒的中药，给以退热、止痛药物。有时医师会给患者做关节穿刺，尽量抽出关节内液体，冲洗关节腔后注入抗生素液，然后用弹力绷带包扎关节。若关节腔内液体已成脓性，要做个小手术，即切开关节腔，排尽脓液，冲洗干净，注入抗生素后逐层缝合（医学上称为关节切开排脓）。晚期患者，关节腔已充满脓液，关节软骨已有破坏者，手术时除排除脓液外，还要清除破坏的软骨及坏死组织,伤口内放置引流物,并将关节固定于功能位。

感染控制后,患者应主动进行关节活动,以免关节粘连僵硬。但应避免强制性被动活动(由他人扳动关节)。如在患者做主动功能练习过程中炎症复发,必须停止练习,继续抗炎治疗。全身情况好转,局部症状消失后,除主动关节活动外,可开始理疗、按摩、体疗,以促进关节功能的恢复。

若患者的关节已畸形愈合,可以考虑做各种类型的矫形手术,但必须待炎症控制,伤口愈合半年以上才可做手术。有的患者急于求成,想早点改善关节功能,是因为不知道其中的道理:急性化脓性髋关节炎以后,关节内残留有许多细菌。任何手术都要切开和分离软组织,使软组织受到损伤,局部抵抗力降低。这就给细菌提供了"死灰复燃"的可乘之机,化脓性髋关节炎复发的可能性很大。

为什么髋关节单纯性滑膜炎无特殊治疗

某医师从医30余年,对骨科疾病有丰富的临床经验。一天,有对夫妇领着8岁的儿子来看病。孩子诉说髋部疼痛已3周,老医师详细询问病史并作检查后,让其拍了张髋关节X线片,放射科医师在报告单上明明白白地写着:右髋关节无异常发现。为慎重起见,老医师亲自去放射科阅片,回门诊时对孩子的父母说:"X线片上确实看不出髋关节有问题,你们回家去吧,孩子的病是单纯性右髋关节滑膜炎,注意休息,估计再过一星期自己会好的。"孩子的父母不肯离去,用怀疑的目光望着老医师。根据常规,看病就意味着打针、吃药,或者做些什么其他治疗。"放心回去好了,只要孩子注意休息,多睡睡就行了。"接着,老医师又耐心作了些解释,家属才带孩子离去。事实证明,5天以后,孩子的右髋关节完全不痛了。

髋关节单纯性滑膜炎是一种以髋关节疼痛和运动受限为主要表现的疾病,常见于10岁以下的儿童。其病因不明确,可以是急性发病,也可能是逐渐发病。整个髋关节炎的病程2～4周,故又称暂时性滑膜炎。

患儿也可能诉说大腿和膝关节前疼痛、跛行。一般情况良好,可能有上呼吸道感染病史、轻度外伤史或过敏史。检查时患侧髋关节可有轻度屈曲、外展位挛缩,患肢假性增长。髋关节前方有压痛,主动活动受到限制,但没有肌肉萎缩。各种实验室检查,如抗链球菌溶血素"O"试验(抗"O")、红细胞沉降率(血沉)、血常规、类风湿因子等都在正常范围。拍髋关节X线片往往无特殊发现,有时可见髋关节囊肿胀,关节间隙略增宽,股骨头轻度外移。

如果确定本病,一般不需要特殊治疗(因病因不明确,治疗无从着手)。医师主张让患儿卧床休息1～3周。一般可不用抗生素,如果患儿就诊时尚有上呼吸道感染等炎症疾患可以考虑应用。若有关节挛缩时,可做患侧下肢皮肤牵引。等到患儿髋关节痛消失后,短期内还要拍X线片复查,以除外股骨头骨骺缺血性坏死。

各种髋关节脱位有何不同

髋关节脱位分为前脱位、后脱位和中心性脱位3种,其中后脱位最常见,前脱位少见,中心性脱位最少。它们的临床表现不同,处理方法也各异,后果也不尽相同。

髋关节前脱位患者在外伤后患肢畸形,如图14(1)所示。患部疼痛,腹股沟("大胯"前方皱纹处)下方肿胀,在该处可摸到股骨头,患侧下肢增长,确定诊断靠X线片。复位后用持续皮肤牵引,将患侧下肢维持在伸直及轻度内收、内旋位,一般3～4周。早期开始踝部、足部的功能锻炼和股四头肌的收缩活动。

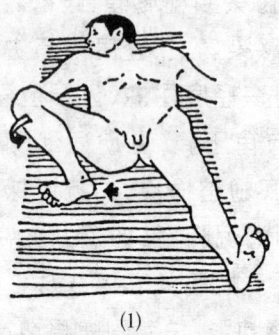 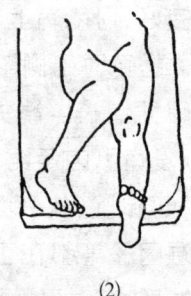

(1)   (2)

(1) 右髋关节前脱位,下肢外展外旋畸形;(2) 右髋关节后脱位,下脚屈曲、内收、内旋畸形

图 14 髋关节脱位后的畸形

髋关节后脱位也有明显外伤史,例如在乘汽车时,一腿搁在另一大腿上,汽车突然刹车,使膝前方撞击在前排椅背上;或蹲着工作,突然背部受到坠落物体的打击,使膝关节跪地面跌倒等。脱位后除患部疼痛,关节功能障碍外,患肢畸形如图14(2)所示,在臀部可摸到上移的股骨头,患肢缩

短。复位后用持续皮肤牵引固定患肢于伸直、外展约30°位置3～4周。也要早期功能锻炼。

中心性髋关节脱位是暴力直接作用于股骨大粗隆,股骨头向内撞击髋臼,产生髋臼骨折,然后股骨头随同骨折片向内移入骨盆内所致。治疗时往往需要在股骨髁上穿钢针后作骨牵引,将股骨头拉出,持续4～6周。股骨头被骨片卡住,骨牵引不能复位者需手术复位。

不管何种脱位,都有产生股骨头缺血性坏死的可能。为减少这种可能性,无论是髋关节前脱位还是后脱位,在除去皮肤牵引后可逐渐扶双拐下地活动;但在3个月内患肢不能负重。中央性脱位者负重还要晚,3个月后才准下地,在此之前做不负重的髋关节功能锻炼。3种脱位中,中心性脱位日后髋关节功能最差,产生创伤性关节炎的可能性也大。

股骨颈骨折如何家庭护理

股骨颈骨折是一种常见于老年人的大腿骨损伤。老年人的骨骼骨质疏松,很小的扭转暴力就能引起骨折。如X线摄片证明骨折外展而无明显移位,有时主张让患者回家,做持续皮肤牵引或穿一只后跟钉有横木板的鞋子平卧休息。内收骨折或有移位的骨折,则进行内固定术。最常用的是在股骨颈内插入3枚螺纹钉内固定等方法。术后待伤口拆线,一般回家养病。

良好的家庭护理对改善股骨颈骨折的预后及减少其并发症是很重要的。在护理中应注意如下几点:

(1)防止患肢做内旋、外旋、内收、外展动作,尤其禁忌患者做盘腿动作(例如剪趾甲,穿鞋、袜等)。因为这些动作使骨折部位受到剪力,有时可能造成内固定物松动。最好让患者穿上防止足外旋的"丁字鞋"(前面讲的后跟钉有横木板的鞋子)。"丁字鞋"的制作非常简单,用患者的布底鞋,在鞋底跟部钉一条20~25 cm长,8~10 cm宽的木条,使木板下缘同鞋跟平齐。

(2)鼓励患者进行股四头肌舒缩和足、踝活动。因患者较长时间卧床会造成患肢股四头肌萎缩。股四头肌位于大腿前方,在收缩股四头肌时可扪及肌肉变"硬",放松时肌肉变"软",即证明达到锻炼的要求。

(3)老年人宜取半卧位,鼓励做深呼吸运动和咳痰,以防肺炎等肺部并发症。

(4)鼓励多饮水,防止泌尿系统并发症,如尿路感染和尿路结石等。

(5)经常按摩骶尾部,注意预防褥疮。

(6)3个月内严禁双下肢负重,大、小便用扁马桶。3个月后仍应平卧位送有关医院门诊随访,经X线片证明骨折已长好,医师允许负重的,可扶腋杖行走。一般6个月后可脱离腋杖行走。过早地负重会增加股骨头无菌性坏死的可能性。

如何防止股骨颈骨折后股骨头无菌性坏死

严工程师股骨颈骨折后在某医院行闭合复位螺纹钉内固定术,术后1个月自己感觉良好,髋部一点不痛,就开始下地行走。至术后2个半月,他觉得髋部疼痛,去医院拍X线片复查,螺纹钉脱出。尽管以后的治疗严格遵医嘱,但最终产生了股骨头无菌性坏死,并逐步严重,不得不再挨一刀,做了全髋关节置换术。住在他同一病室的股骨颈骨折病友详细询问了严工程师的整个病程,得益匪浅,并表示一定吸取他的教训。

股骨颈骨折包括股骨颈头下骨折、股骨颈经颈骨折和股骨颈基底骨折3型[图15(2)、(3)、(4)]。股骨颈头下骨折,由于供应骨折部位的动脉分支受伤最重,因而影响股骨头的血液供应也最大;基底骨折,由于两骨折段的血液供应的影响最小,对股骨头的血液供应影响也最小;经颈骨折时股骨头血供的影响居中,即比基底骨折影响大,但比头下骨折影响小。骨折对股骨头血液供应影响越大,产生股骨头缺血性坏死(即无菌性坏死)的可能性越大。至于经股骨粗隆间的骨折[图15(1)],由于此处血供丰富,不会产生股骨头无菌性坏死,因而应归属于另一种骨折,叫股骨粗隆间骨折。

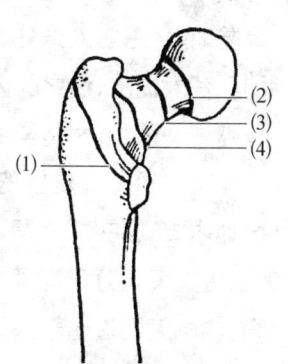

(1)经股骨粗隆间的骨折;(2)头下骨折;(3)经颈骨折;(4)基底骨折

图15 股骨颈骨折的分型

此外,骨折后股骨头无菌性坏死的发生与否,还与几个因素有关:① 年龄:儿童和青壮年不易发生股骨颈骨折。一旦骨折,坏死率比老年人高得多,其主要原因是,由于儿童和青壮年股骨颈区骨质坚硬,造成骨折的暴力大,骨折部血液供应破坏严重；② 骨折端原始的移位程度：原始移位严重者，坏死率高；③ 局部软组织受伤程度：受伤越严重，股骨头坏死率越高。

上述骨折的类型、年龄、原始的错位状况、局部软组织的受伤程度等都是骨折当时一瞬间所决定的。如何在骨折后防止股骨头无菌性坏死的发生呢？

首先是及时的诊断和治疗。有些人骨折后仍能走相当长一段路，以后疼痛加剧，以致不能行走。因为原先为外展相嵌的股骨颈骨折，随着行走使骨折移位，加重了血液供应的破坏和移位程度。因此，一旦怀疑骨折，应该立即停留在事发地点，由他人送往医院，患者平卧，防止患肢旋转等活动。有人提出，治疗时离骨折时间越长，股骨头无菌性坏死率越高。因此，尽量争取早期手术。

其次是骨折复位的质量。复位后对位不良，例如：过度地内收、屈曲或外翻、旋转和分离移位等，均可增加坏死率，因旋转和分离均可使尚未断裂的血管拉紧或受压。还有，内固定物过于粗大，安放位置不良，或操作时敲击粗暴，也易造成关节软骨、关节囊的损伤，使血液供应受到损害机会增多。

作为患者，除外伤后及时去医院诊治外，术后应尽量推迟负重时间，有些专家主张半年以上。非手术的患者至少伤后3个月，并拍X线片证实骨折已长好。术后3、6、12个月应拍X线片随访。防止患肢在养病期间做髋关节内旋、外旋、内收、外展的动作，尤其禁忌做盘腿动作（例如剪趾甲，穿鞋、袜等），最好患侧足部穿"丁字鞋"，以防止下肢旋转。因为这些动作或过早负重都不利于骨折愈合，容易造成股骨头无菌性坏死。

什么样的患者适合做人工髋关节置换

髋关节是由髋臼和股骨头组成,两者的关节面均由光滑的软骨面所覆盖,而且两者匹配对合。人工髋关节置换的适应证是:① 由于严重的骨关节炎、髋关节外伤、先天性髋关节发育不良、股骨头缺血性坏死(又称股骨头无菌性坏死)、髋臼和股骨头的良性肿瘤或代谢性疾病等,使关节结构遭到严重破坏,关节面不平整,引起髋关节的功能障碍,并有明显的疼痛等症状者;② 年龄超过60岁者较合适,但对双侧病变的年轻患者可适当考虑;③ 类风湿关节炎,累及多关节功能者,年龄可以不受限制;④ 以往关节成形术或截骨术后失败,又不能用其他手术方法解除疼痛症状者。

人工髋关节毕竟是一种异物,不能完全替代正常组织,在体内必然引起一定的异物反应。因此,必须严格掌握人工髋关节置换术的适应证。

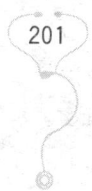

人工髋关节置换术有哪些并发症

人工髋关节置换术有很多并发症。主要有:① 髋关节脱位:为防止髋关节脱位,术后患肢置于外展位,防止屈曲、内收、内旋。一般1个月后才可以开始自由活动;② 髋关节感染:为防止髋关节感染,医师在手术前必须对患者进行全面检查,去除潜在的感染病灶,适当应用抗生素;③ 手术伤口内血肿:为防止血肿,医师在手术中必须彻底止血,并在手术结束时将带有负压吸引球的引流管置于伤口内,以便及时将积血吸引出来;④ 神经损伤:例如坐骨神经损伤;⑤ 假体松动：假体松动是人工髋关节置换术后引起疼痛的重要原因。为防止假体松动,应该避免假体内、外翻位,以减少应力是必要的。

  手术后患者应在医师指导下早期开始功能锻炼,使髋关节周围的软组织按照人工关节活动的需要进行修复,以便取得理想的效果。为延长人工关节的寿命,必须爱护使用。

挂号费丛书·升级版
总 书 目

1. 专家诊治糖尿病并发症　　（内　　科）
2. 专家诊治痛风　　　　　　（内　　科）
3. 专家诊治血脂异常　　　　（内　　科）
4. 专家诊治过敏性疾病　　　（内　　科）
5. 专家诊治失眠症　　　　　（内　　科）
6. 专家指导高血压治疗用药　（内　　科）
7. 专家诊治冠心病　　　　　（心 内 科）
8. 专家诊治高血压病　　　　（心 内 科）
9. 专家诊治心肌梗死　　　　（心 内 科）
10. 专家诊治心律失常　　　　（心 内 科）
11. 专家诊治心脏疾病　　　　（心胸外科）
12. 专家诊治血管疾病　　　　（心胸外科）
13. 专家诊治消化性溃疡　　　（消 化 科）
14. 专家诊治慢性胃炎　　　　（消 化 科）
15. 专家诊治胃病　　　　　　（消 化 科）
16. 专家诊治肠道疾病　　　　（消 化 科）
17. 专家诊治脂肪肝　　　　　（消 化 科）
18. 专家诊治肝病　　　　　　（消 化 科）
19. 专家诊治胆囊炎与胆石症　（消 化 科）
20. 专家诊治胰腺疾病　　　　（消 化 科）
21. 专家诊治肥胖症　　　　　（内分泌科）
22. 专家诊治甲状腺疾病　　　（内分泌科）
23. 专家诊治甲状腺功能亢进症（内分泌科）
24. 专家诊治糖尿病　　　　　（内分泌科）
25. 专家诊治更年期综合征　　（内分泌科）
26. 专家诊治支气管炎　　　　（呼 吸 科）
27. 专家诊治支气管哮喘　　　（呼 吸 科）
28. 专家诊治肺炎　　　　　　（呼 吸 科）
29. 专家诊治肺病　　　　　　（呼 吸 科）
30. 专家诊治肺结核病　　　　（呼 吸 科）
31. 专家诊治打呼噜与睡眠呼吸障碍（呼 吸 科）
32. 专家诊治中风　　　　　　（神 经 科）
33. 专家诊治老年期痴呆　　　（神 经 科）
34. 专家诊治癫痫　　　　　　（神 经 科）
35. 专家诊治帕金森病　　　　（神 经 科）
36. 专家诊治头痛　　　　　　（神 经 科）

37. 专家诊治眩晕症	（神经科）	54. 专家诊治子宫疾病	（妇　科）
38. 专家诊治肾脏疾病	（肾内科）	55. 专家诊治妇科肿瘤	（妇　科）
39. 专家诊治肾衰竭尿毒症	（肾内科）	56. 专家诊治女性生殖道炎症	（妇　科）
40. 专家诊治贫血	（血液科）	57. 专家诊治月经失调	（妇　科）
41. 专家诊治类风湿关节炎	（风湿科）	58. 专家诊治男科疾病	（男　科）
42. 专家诊治乙型肝炎	（传染科）	59. 专家诊治中耳炎	（耳鼻喉科）
43. 专家诊治下肢血管病	（外　科）	60. 专家诊治耳鸣耳聋	（耳鼻喉科）
44. 专家诊治痔疮	（外　科）	61. 专家诊治白内障	（眼　科）
45. 专家诊治尿石症	（泌尿外科）	62. 专家诊治青光眼	（眼　科）
46. 专家诊治前列腺疾病	（泌尿外科）	63. 专家诊治口腔疾病	（口　腔　科）
47. 专家诊治乳腺疾病	（乳腺外科）	64. 专家诊治皮肤病	（皮肤科）
48. 专家诊治骨质疏松症	（骨　科）	65. 专家诊治皮肤癣与牛皮癣	（皮肤科）
49. 专家诊治颈肩腰腿痛	（骨　科）	66. 专家诊治"青春痘"	（皮肤科）
50. 专家诊治颈椎病	（骨　科）	67. 专家诊治性病	（皮肤科）
51. 专家诊治腰椎间盘突出症	（骨　科）	68. 专家诊治抑郁症	（心理科）
52. 专家诊治肩周炎	（骨　科）	69. 专家解读化验报告	（检验科）
53. 专家诊治子宫肌瘤	（妇　科）	70. 专家指导合理用药	（药剂科）